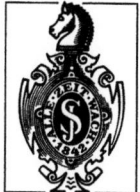

Monographien aus dem
Gesamtgebiete der Psychiatrie

74

Herausgegeben von
H. Hippius, München · W. Janzarik, Heidelberg
C. Müller, Onnens (VD)

Band 67 **Biologische Korrelate der Angst
bei psychiatrischen Erkrankungen**
Von M. Albus

Band 68 **Die depressive Reaktion**
Probleme der Klassifikation, Diagnostik und Pathogenese
Von T. Bronisch

Band 69 **Therapie und Verlauf von Alkoholabhängigkeit**
Auswirkungen auf Patient und Angehörige
Von M. M. Fichter und U. Frick

Band 70 **Die oneiroide Erlebnisform**
Zur Problemgeschichte und Psychopathologie
des Erlebens fiktiver Wirklichkeiten
Von M. Schmidt-Degenhard

Band 71 **Alkohol und Gehirn**
Über strukturelle und funktionelle Veränderungen
nach erfolgreicher Therapie
Von K. Mann

Band 72 **Reliabilität und Validität der Subtypisierung
und Schweregradmessung depressiver Syndrome**
Von W. Maier und M. Philipp

Band 73 **Emil Kraepelin und die Psychiatrie
als klinische Wissenschaft.**
Ein Beitrag zum Selbstverständnis
psychiatrischer Forschung
Von P. Hoff

Band 74 **Burnout in der psychiatrischen Krankenpflege**
Resultate einer empirischen Untersuchung
Von J. Modestin, M. Lerch, W. Böker

J. Modestin · M. Lerch · W. Böker

Burnout in der psychiatrischen Krankenpflege

Resultate einer empirischen Untersuchung

Springer-Verlag
Berlin Heidelberg New York
London Paris Tokyo
Hong Kong Barcelona
Budapest

Prof. Dr. med. Jiři Modestin, Projektleiter
Psychiatrische Universitätsklinik Zürich
Lenggstrasse 31, CH-8029 Zürich

Dipl. Psychiatrieschw. Marianne Lerch
Wissenschaftliche Mitarbeiterin
Psychiatrische Universitätsklinik Bern
Bolligenstrasse 111, CH-3072 Bern

Prof. Dr. med. Wolfgang Böker, Direktor
Psychiatrische Universitätsklinik Bern
Bolligenstrasse 111, CH-3072 Bern

ISBN-13:978-3-642-85127-8

Die Deutsche Bibliothek-CIP-Einheitsaufnahme
Modestin, Jiři:
Burnout in der psychiatrischen Krankenpflege: Resultate einer empirischen Untersuchung/
Modestin; M. Lerch; W. Böker. - Berlin; Heidelberg; New York; London; Paris; Tokyo;
Hong Kong; Barcelona; Budapest: Springer, 1994
(Monographien aus dem Gesamtgebiete der Psychiatrie; Bd. 74)
ISBN-13:978-3-642-85127-8   e-ISBN-13:978-3-642-85126-1
DOI: 10.1007/978-3-642-85126-1
NE: Lerch, Marianne:; Böker, Wolfgang:; GT

Dieses Werk ist urheberrechtlich geschützt. Die dadurch begründeten Rechte, insbesondere die der Übersetzung, des Nachdrucks, des Vortrags, der Entnahme von Abbildungen und Tabellen, der Funksendung, der Mikroverfilmung oder der Vervielfältigung auf anderen Wegen und der Speicherung in Datenverarbeitungsanlagen, bleiben, auch bei nur auszugsweiser Verwertung, vorbehalten. Eine Vervielfältigung dieses Werkes oder von Teilen dieses Werkes ist auch im Einzelfall nur in den Grenzen der gesetzlichen Bestimmungen des Urheberrechtsgesetzes der Bundesrepublik Deutschland vom 9. September 1965 in der jeweils geltenden Fassung zulässig. Sie ist grundsätzlich vergütungspflichtig. Zuwiderhandlungen unterliegen den Strafbestimmungen des Urheberrechtsgesetzes.

© Springer-Verlag Berlin Heidelberg 1994
Softcover reprint of the hardcover 1st edition 1994

Die Wiedergabe von Gebrauchsnamen, Handelsnamen, Warenbezeichnungen usw. in diesem Werk berechtigt auch ohne besondere Kennzeichnung nicht zu der Annahme, daß solche Namen im Sinne der Warenzeichen- und Markenschutz-Gesetzgebung als frei zu betrachten wären und daher von jedermann benutzt werden dürften.

Produkthaftung: Für Angaben über Dosierungsanweisungen und Applikationsformen kann vom Verlag keine Gewähr übernommen werden. Derartige Angaben müssen vom jeweiligen Anwender im Einzelfall anhand anderer Literaturstellen auf ihre Richtigkeit überprüft werden.

Satz: Reproduktionsfertige Vorlage vom Autor
SPIN: 10136081   25/3130-543210 – Gedruckt auf säurefreiem Papier

Inhaltsverzeichnis

1	**Burnout, Definition und Syndrom**	1
2	**Häufigkeit und Verlauf**	3
3	**Ursachen des Burnoutsyndroms**	5
3.1	Organisations- und arbeitsbezogene Faktoren	5
3.2	Individuelle Faktoren	7
3.3	Gesellschaftliche Faktoren	8
4	**Konzeptuelle Fragen**	11
4.1	Burnout und Streß	11
4.2	Besonderheiten der helfenden Berufe	12
4.3	Burnout vs. verwandte Konzepte	13
5	**Burnout in der Psychiatrie**	15
6	**Ein Beispiel: Erfahrungsbericht einer Betroffenen**	19
7	**Umgang mit Burnout und präventive Aspekte**	23
7.1	Individuell orientierte Interventionen	23
7.2	Settingorientierte Interventionen	25
7.3	Organisationsorientierte Interventionen	25
8	**Eigene Untersuchung: Ziel und Methodik**	27
8.1	Allgemeine Zielsetzung	27
8.2	Fragestellung	29
8.2.1	Unterschiede im Ausmaß von Burnout in verschiedenen Stichproben	29
8.2.2	Spezifität des Burnoutsyndroms	33
8.2.3	Rolle der demographischen Variablen	33
8.2.4	Beziehung zwischen Burnout und Einstellung zur Psychiatrie und Abteilungsatmosphäre	33
8.2.5	Entstehungsbedingungen des Burnout	33
8.2.5.1	Individuelle Bedingungen	33
8.2.5.2	Arbeitsbedingungen	34
8.2.5.3	Soziale Unterstützung außerhalb des Arbeitsplatzes	34
8.2.6	Einfluß von Burnout auf die Pflegepersonalfluktuation	34
8.3	Die angewendeten Instrumente	36
8.3.1	Maslach-Burnout-Inventory (MBI)	36
8.3.2	Tedium-Measure/Überdrußskala (TM)	37
8.3.3	Demographischer Fragebogen	37

8.3.4	Beschwerdenliste (BL)	38
8.3.5	Stationsbeurteilungsbogen (SBB)	38
8.3.6	Skala zur Erfassung der Einstellung zu psychisch Kranken - Community Attitudes toward the Mentally Ill (CAMI)	39
8.3.7	Subjektive Arbeitsanalyse (SAA)	40
8.3.8	Skala für soziale Stressoren am Arbeitsplatz (SSSA)	40
8.3.9	Münchener Persönlichkeitstest (MPT)	41
8.3.10	Lebensereignisliste (LE)	41
8.3.11	Interview über soziale Unterstützung - Arizona Social Support Interview Schedule (ASSIS)	42
8.3.12	Offenes und semistrukturiertes Interview	43
8.4	Konkretes Vorgehen	43
8.5	Statistische Auswertung	45
9	**Resultate**	**47**
9.1	Pflegepersonal vs. Kaufhausangestellte	47
9.2	Psychiatriepflegepersonal vs. Personal in der allgemeinen Krankenpflege	48
9.3	Vergleich zweier psychiatrischer Kliniken	50
9.4	Burnout beim Pflegepersonal der PUK	52
9.5	Burnoutkorrelationen mit den untersuchten Variablen (1)	55
9.6	Vergleich der Therapiebereiche in der PUK	59
9.7	Burnoutkorrelationen mit den untersuchten Variablen (2)	62
9.8	Resultate der multivariaten Auswertung	66
9.9	Interviews mit den ausgetretenen Mitarbeitern	69
10	**Diskussion der Resultate**	**71**
10.1	Stellt Burnout ein spezifisches Syndrom dar?	71
10.2	Burnout in psychiatrischen Stichproben	72
10.3	Burnoutanalyse beim Pflegepersonal der PUK	73
10.4	Bedeutung des Arbeitsmilieus	75
10.5	Bedeutung der Persönlichkeit	76
10.6	Bedeutung übriger Faktoren	77
11	**Zusammenfassung und Schlußfolgerungen**	**79**
11.1	Das Burnoutkonzept und unsere Fragestellung	79
11.2	Zusammenfassung der Methodik	79

11.3	Zusammenfassung der Resultate	80
11.4	Schlußfolgerungen	82
Summary		83
Literatur		87

Danksagung

Unser Dank gebührt in erster Linie allen Mitarbeiterinnen und Mitarbeitern, sowohl der auswärtigen Institutionen als auch der eigenen Klinik, der PUK Bern, die an den Erhebungen engagiert teilnahmen. Besonders danken möchten wir Herrn Dr. phil. 0. Würmle, der uns bereitwillig in allen statistischen Belangen beriet, Herrn L. Ruch, der uns zu Beginn der Studie bei der Suche nach Untersuchungsinstrumenten hilfreich unterstützte, Frau B. Rindlisbacher, die mit größter Effizienz das Manuskript schrieb und Frau S. Kuster, die mit Ausdauer und Geduld den Text druckfertig zubereitet hat.

1 Burnout, Definition und Syndrom

Der Begriff Burnout (Ausbrennen) wurde Mitte der 70er Jahre durch den amerikanischen Psychoanalytiker Freudenberger (1974) eingeführt und erfreute sich unter den Angehörigen verschiedener Sozialberufe rasch einer großen Popularität. Die schnelle Aufnahme des Begriffes überrascht, da es sich um die Kennzeichnung einer Variante der sonst wenig beachteten arbeitsstreßbedingten Auswirkungen handelte. Der Grund für die Verbreitung des Begriffes und die Etablierung der Burnoutforschung überhaupt wird in der ungenügenden Aufmerksamkeit gesehen, welche die Streßforschung den gesundheitlichen Folgen der Arbeitsbelastung geschenkt habe (Beer u. Newman 1978). Freudenberger selbst definierte Burnout als Zustand einer Erschöpfung, die als Folge exzessiver Anforderungen an die persönliche Energie, Kraft und Einsatz entsteht. In den folgenden Jahren wurden viele andere Burnoutdefinitionen vorgeschlagen [Übersicht bei Perlman u. Hartman (1982)]; hier soll nur auf die einflußreichsten kurz näher eingegangen werden.

Pines et al. (1981) bzw. Pines (1983) definierten Burnout als Zustand körperlicher, emotionaler und geistiger Erschöpfung, der bei den Ausübenden helfender Berufe auftritt und das Resultat andauernder oder wiederholt auftretender emotionaler Belastung im Zusammenhang mit langfristigem intensivem Einsatz für andere Menschen darstellt. Die Symptome werden in drei Gruppen unterteilt: die körperlichen Symptome bestehen in Ermüdung, Energiemangel und Unfall- und Krankheitsanfälligkeit; die emotionalen Symptome in Niedergeschlagenheit, Hilf- und Hoffnungslosigkeit, Reizbarkeit und Nervosität; die geistigen Symptome schließlich beziehen sich auf eine negative Einstellung zu sich selbst, zur Arbeit und zum Leben im allgemeinen. In der Burnoutliteratur wird darüber hinaus eine ganze Palette weiterer Symptome aufgezählt, Burisch (1989) hat sie übersichtlich dargestellt. Wie er bemerkt, stimmen die somatischen Burnoutsymptome mit denen des allgemeinen Adaptationssyndroms von Selye (1953) überein.

Maslach u. Jackson (1982, 1984) gaben eine empirisch abgeleitete Burnoutdefinition an. Aufgrund von Interviews wurden einzelne Burnoutitems identifiziert, welche einer Faktoranalyse unterzogen wurden. Als Resultat ergab sich eine Burnoutdefinition, die drei Dimensionen erfaßt: emotionale Erschöpfung, Entpersönlichung (Depersonalisierung, d.h. die Neigung, Klienten/Patienten als unpersönliche Objekte zu behandeln) und eine - nach persönlicher Selbsteinschätzung - reduzierte Leistungsfähigkeit. Auch diesen Autoren zufolge kommt das Burnoutsyndrom bei Personen vor, die mit Menschen arbeiten und berufsmäßig häufig emotional hochgeladene interpersonelle Kontakte unterhalten, also bei Ausübenden helfender Berufe, insbesondere bei Mitarbeitern des Gesundheitswesens. Eine ähnliche Definition wurde von Perlman u. Hartman (1982) angegeben. Diese Autoren sehen Burnout als Antwort auf einen chronischen emotionalen Streß, der drei Komponenten hat: emotionale und/oder physische Erschöpfung, Entpersönlichung und erniedrigte Arbeitsproduktivität. Ähnlichkeiten zwischen den geistigen Symptomen von Pines et al. (1981) und der Entpersönlichung von Maslach u. Jackson (1982, 1984) sind ebensowenig zu übersehen wie die Ähnlichkeiten zwischen der Entpersönlichung von Maslach u. Jackson (1982, 1984) und Schilderungen der Burnoutauswirkungen von Burgess (1980): ein zeitlich eingeschränkter, technischer bzw. bürokratischer, entpersönlichter Umgang mit den Patienten und eine mit Langeweile und Zynismus gepaarte rigide Einstellung. Die Auswirkungen von Burnout sollen allerdings nicht nur die Arbeit betreffen, sondern auch die Qualität des Familienlebens der von Burnout Betroffenen beeinträchtigen (Jackson u. Maslach 1982).

Brill (1984) definierte Burnout als einen arbeitsbezogenen dysphorischen und dysfunktionalen Zustand, der bei Personen auftritt, die, ohne ausgeprägte psychopathologische Erscheinungen aufzuweisen, eine Zeitlang unter gleichförmigen Bedingungen und mit Anstrengung eine adäquate Leistungsfähigkeit aufrechterhalten, sich aber ohne Hilfe oder Situationsänderung nicht erholen, wobei stets auch inadäquate Erwartungen in bezug auf sich selbst oder die Arbeit eine Rolle spielen. Es handelt sich somit weniger um eine deskriptive als vielmehr um den Versuch einer operationalen Definition. Im übrigen befürwortet Brill (1984) eine möglichst enge Definition von Burnout, um zu vermeiden, daß dieses Syndrom mit dem allgemeinen menschlichen Unbehagen gleichgesetzt wird, und in der Erwartung, daß eine spezifische Definition schließlich auch spezifische Interventionen ermöglichen soll.

Der intensive Einsatz für andere als ursächlicher Faktor ist bereits von Pines et al. (1981) in den Vordergrund gestellt worden. Entsprechend sieht Burisch (1989) Burnout als einen Erschöpfungszustand an, der aufgrund von persönlichem Einsatz und der verzweifelten Anstrengung auftritt, nicht realisierbare oder nur unter Hintanstellung übriger Anliegen realisierbare Ziele, Wünsche und Bedürfnisse zu verwirklichen. Im Gegensatz dazu sehen Enzmann u. Kleiber (1989) nicht den emotional beanspruchenden Einsatz an sich als das wesentliche Bestimmungsmoment von Burnout, sondern die Art und Weise der Einbettung der Tätigkeit in die konkreten Rahmenbedingungen, die durch Merkmale der Institution und die Qualität der Zusammenarbeit mit Kollegen und Vorgesetzten gegeben werden.

Harrison (1983) schließlich sieht im Burnout ein Negativ der subjektiv wahrgenommenen Kompetenz. Wenn die Voraussetzungen im Sinne von klaren Zielen, geeigneten Mitteln, genügender Information und adäquater Fertigkeiten ("skills") erfüllt sind, stellt sich ein Erfolg im Sinne von Leistungseffektivität ein. Dieser Erfolg vermittelt das Gefühl der persönlichen Kompetenz und steigert die Motivation, was zu einer weiteren Erhöhung der Effektivität führt. Burnout stelle sich anstelle des Kompetenzgefühls dann ein, wenn infolge fehlender Voraussetzungen auch die Effektivität leidet. Dabei ist es wichtig zu betonen, daß sowohl die reduzierte Effektivität als auch das Burnoutgefühl im Prozeß der kognitiven Bewertung (Lazarus u. Launier 1978) falsch selbstattribuiert und nicht als Folge ungenügender Voraussetzungen verstanden werden. Diese Selbstattribution wird übrigens vor allem dann ausgeprägt, wenn man glaubt, allein betroffen zu sein (Maslach u. Jackson 1982).

2 Häufigkeit und Verlauf

Zuverlässige Angaben zur Häufigkeit des "Ausbrennens" liegen nicht vor. In einer in Frankreich durchgeführten Umfrage gaben 90% der befragten Pflegepersonen eines psychiatrischen Dienstes an, zumindest einmal im Laufe ihrer beruflichen Karriere unter Erschöpfung ("épuisement") gelitten zu haben (Vandermouten u. Dubreucq 1990); es ist unklar, ob diese Erschöpfung mit Burnout ("syndrome d'épuisement professionnel") gleichgesetzt werden kann. Gemessen mit dem wahrscheinlich elaboriertesten Burnoutinstrument, dem MBI (Maslach Burnout Inventory, Maslach u. Jackson 1982, 1986), wurden in den Vereinigten Staaten von je zirka einem Drittel der Probanden (u.a. Ärzte und Krankenschwestern) niedrige, mittlere bzw. hohe Werte in den drei einzelnen Subskalen (Emotionale Erschöpfung, Entpersönlichung, Leistungszufriedenheit) angegeben. Die Autoren gehen davon aus, daß hohe Skalenwerte ein hohes Maß an Burnout reflektieren. Sie betrachten die Skalenwerte als hoch, wenn sie sich im oberen Drittel der normativen Verteilung befinden. Im Prinzip handelt es sich hier um den unbefriedigenden Versuch, eine dimensionale Variable zu kategorisieren; die Dreiteilung der Skalenwerte ist arbiträr und deren Validität nicht gesichert. Hohe Werte im MBI sind außerdem nicht zwangsläufig mit Burnout gleichzusetzen; eine individuelle Bewertung des Befundes ist bei jedem Probanden unerläßlich.

Ein Burnoutsyndrom kann sich offensichtlich relativ rasch, nämlich innerhalb weniger Monate entwickeln (Pines et al. 1981); man ist sich darüber einig, daß diese Entwicklung in einzelnen Phasen erfolgt, das heißt als ein Prozeß, dessen Entwicklungsschritte allerdings von verschiedenen Autoren unterschiedlich beschrieben wurden. So meinen Golembiewski et al. (1986) unter Rückgriff auf die drei Dimensionen des MBI, daß die Entpersönlichung mit der Burnoutinitialphase gleichzusetzen sei, welche zeitlich von der reduzierten Leistungsfähigkeit und schließlich von der emotionalen Erschöpfung gefolgt werde. Die emotionale Erschöpfung stelle das Charakteristikum des fortgeschrittenen Burnout dar und sei mit körperlichen Symptomen und reduzierter Leistungsfähigkeit assoziiert.

Gemäß Cherniss (1980) beginnt der Burnoutprozeß mit einem Mißverhältnis zwischen den Anforderungen und Ressourcen ("job stress"), entwickelt sich über die emotionale Reaktion auf dieses Mißverhältnis in Form von Angst, Spannung, Müdigkeit und Erschöpfung ("worker's strain") und führt schließlich zu Veränderungen in Einstellung und Verhalten im Hinblick auf die beruflichen Aufgaben ("defensive coping as psychological accommodation"). Es werde angenommen, sagt er, daß dann die Leistungsfähigkeit, das heißt im Falle der therapeutisch Tätigen die therapeutische Effektivität, leidet; dies sei aber empirisch nicht genügend belegt.

Edelwich u. Brodsky (1984) betonen eine anfängliche inadäquate Begeisterung ("Helferkomplex", "Missionarseifer", Überidentifizierung mit der Aufgabe), gefolgt von Stagnation und Ernüchterung (Erkenntnis, daß es schwierig ist, Leute zu ändern und daß es noch schwieriger ist, dies unter den gegebenen Arbeitsbedingungen zu tun) als Vorstufen der emotionalen Reaktion, charakterisiert durch Apathie und die Tendenz, sich von der Arbeit physisch und emotional zurückzuziehen ("innere Kündigung"). Price u. Murphy (1984) schließlich fassen das Burnoutsyndrom als eine Verlustreaktion (von Idealismus, Motivation und Mitarbeitern) auf und glauben - analog zu einer Trauerreaktion - die Stadien der Desorganisation, emotionaler Instabilität und Schuldgefühle zu erkennen, gefolgt von Vereinsamung (die eventuell auch positiv im Sinne einer erwünschten Pause zu verstehen sei), Erleichterung und im positiven Fall von Wiedergewinnung an Stabilität und Autonomie.

3 Ursachen des Burnoutsyndroms

Welche Ursachen hat nun das "Ausbrennen", welche Faktoren führen zum Burnout? Gemäß Pines et al. (1981) soll das Burnoutsyndrom eher in einer sozialen als in einer individuellen Perspektive zu sehen sein; die Burnoutursachen seien in den meisten Fällen nicht in der Persönlichkeit, sondern in der Umwelt, insbesondere in den Arbeitsbedingungen zu suchen. Noch prononcierter formuliert dies Karger (1981): Die Verantwortung für Burnout dem Einzelnen aufzuerlegen, käme einer Beschuldigung des Opfers gleich. Burnout sei ein organisatorisches Problem, und es sei diesbezüglich notwendig, die sozialen, politischen und ökonomischen Bedingungen der öffentlichen Dienste zu untersuchen. Von anderen wird demgegenüber eingewendet: "Burnout has as much to do with an individual's attitude as with external conditions" (Macinick u. Macinick 1990). Aus der Streßforschung ist längst bekannt, daß nicht nur die streßreiche Situation, sondern auch das Reagieren des Organismus und dessen Vulnerabilität von Bedeutung sind bzw. daß Streßreaktionen nicht nur von den extraindividuellen, externen Faktoren, sondern auch vom Individuum selbst abhängig sind, das "an active agent of change" ist und seine Umgebung wählt, evaluiert und prägt (Lazarus u. Launier 1978). Wäre der Arbeitsstreß die ausschließliche Ursache von Burnout, dann müßte in den streßvollsten Berufen die höchste Burnoutinzidenz festzustellen sein. Eine solche Abhängigkeit sei empirisch nicht belegt (Karger 1981). Bestimmte Persönlichkeitsmerkmale und ungünstige Umweltbedingungen sind überzufällig häufig anzutreffen; Burisch (1989) spricht diesbezüglich von einem "eingebauten person-environment-misfit" in Sozial- und Dienstleistungsberufen.

Die Burnoutursachen können in 3 große Gruppen zusammengefaßt werden (Cherniss 1980; Farber 1983): 1. organisations- und arbeitsbezogene Faktoren, 2. persönliche Faktoren und 3. gesellschaftliche Faktoren. Auf diese Gruppen wird im folgenden näher eingegangen, wobei betont werden muß, daß viele der hier bezüglich Burnout geäußerten Annahmen empirisch nicht belegt sind, sondern auf Analogieschlüssen aus der Arbeitsstreßforschung beruhen, wobei auch dort nicht alle potentiell bedeutungsvollen Variablen empirisch untersucht worden sind (Beehr u. Newman 1978).

3.1 Organisations- und arbeitsbezogene Faktoren

Unter den organisations- und arbeitsbezogenen Faktoren, die bezüglich Burnout von ursächlicher Bedeutung sein könnten, werden häufig Rollenunklarheit (Rollenambiguität) und Rollenkonflikte genannt, Begriffe, die aus der organisationspsychologischen Streßforschung stammen (Kahn et al. 1964). Rollenambiguität geht auf einen Mangel an für die adäquate Rollenausübung notwendigen Informationen zurück; der Rollenkonflikt wird durch kontradiktorische, divergierende Rollenerwartungen erzeugt. Die Unklarheit kann sich nicht nur auf das Ausüben der einzelnen Rolle, sondern auch auf hierarchische Strukturen, Ziele und Konzepte beziehen, deren Bedeutung übrigens auch in der psychiatrischen Pflege empirisch belegt wurde (Milne et al. 1986).

Neben diesen rollenbezogenen Faktoren wurden noch weitere organisatorische Streßquellen identifiziert: arbeitsbezogene Faktoren im engeren Sinn (Zeitdruck), Beziehungen zu den Mitarbeitern, karrierebezogene Faktoren (zuviel/zuwenig Beförderung) und schließlich die gesamte organisatorische Struktur und das Betriebsklima

(Glowinkowski u. Cooper 1985). In bezug auf die Organisationsstruktur gilt es offensichtlich, ein gesundes Mittelmaß zu finden: Zu wenig strukturierte Programme, ein Zustand der Regellosigkeit, der Anomie, sollen sich genauso negativ auswirken wie eine organisatorische Rigidität und Autonomiemangel (Pines et al. 1981). Gemäß Maslach u. Jackson (1984) hängt das Ausmaß von Burnout im weiteren davon ab, ob man eine Kontrolle über die Arbeitsbedingungen und den Arbeitsprozeß ausüben bzw. an Entscheidungsprozessen partizipieren kann. Für die sozialpsychiatrisch tätigen Psychiater erwies sich eine hohe Verantwortung dann als belastend, wenn sie nicht mit entsprechender Autorität verbunden war (Clark u. Vaccaro 1987). Andere Autoren betonten weniger die negativen als den Mangel an positiven Aspekten der jeweiligen Arbeitssituation: den Mangel an guter Teamarbeit, an Aufstiegs- und Lernmöglichkeiten, genügender Entlohnung, Wertschätzung und Anerkennung (Pines et al. 1981; Pines u. Kanner 1982).

Im Mittelpunkt der Bemühungen helfender Berufe steht der Klient bzw. der Patient. Entsprechend wurden Überlegungen über seinen Einfluß an der Entstehung des Burnout angestellt: Von Bedeutung könnten der Typ des Patienten sein (chronische Erkrankung, Psychotiker, persönlichkeitsgestörter Patient), die Wahrscheinlichkeit des therapeutischen Erfolges, die persönliche Relevanz des Klienten-/Patientenproblems für den Betreuer, eine Diskrepanz zwischen dem Patientenverhalten und den Erwartungen des Teams, die Tatsache, daß seitens vieler Patienten/Klienten ein mehr negatives als positives Feedback zu erwarten ist (Maslach 1978). In einer empirischen Untersuchung von Penn et al. (1988) stand allerdings die Art der Klientel in keiner signifikanten Beziehung zum Burnout oder zur Arbeitszufriedenheit, und von Bailey et al. (1981) wurde gezeigt, daß die Patientenbetreuung zwar als streßreichste Kategorie, aber auch als größte Quelle der Befriedigung wahrgenommen wurde; ganz offensichtlich spielen die Qualität der persönlichen Beziehung zum Patienten und die individuelle Perzeption des Patienten die ausschlaggebende Rolle. Widmer (1988), der die empirischen Erhebungen über die Stressoren in der Krankenpflege zusammenfaßte, nannte als streßvollste Faktoren - abgesehen von den Belastungen, die sich aus dem Umgang mit einzelnen unmotivierten, unkooperativen und undankbaren Patienten ergeben - Arbeitslast ("work load"), Personalmangel und Rollenüberlastung.

Von andern wurde betont, nicht die Arbeitsbelastung an sich, sondern das Gefühl des Sinnverlustes sei für Burnout ausschlaggebend. Im Gegensatz zu der traditionellen, von christlichem Ethos getragenen Haltung fehle heute eine sinngebende Ideologie für die helfenden Berufe (Cherniss u. Krantz 1983). Vornehmlich in der Arbeit mit schwer psychisch oder körperlich Behinderten könne die Frage nach dem Sinn des Tuns auf dem Hintergrund des gegenwärtig vorherrschenden Leistungsdenkens, das bloß den wahrnehmbaren Erfolg berücksichtigt, nicht widerspruchslos beantwortet werden (Hahn 1985). Die "makrosoziale" Frage nach dem Sinn der Arbeit überschreitet freilich den Rahmen der arbeitsbezogenen Faktoren im engeren Sinne. Diese allerdings sind von den mikrosozialen Faktoren, insbesondere den Beziehungen am Arbeitsplatz nicht zu trennen; ihnen dürfte in bezug auf Burnout eine hervorragende Bedeutung zukommen. So haben Mohl et al. (1982) gezeigt, daß das Streßniveau bei Krankenschwestern nicht von der eigentlichen Arbeit mit den Patienten ("primary task") bzw. vom Arbeitsdruck an sich abhing, wohl aber von der Unterstützung seitens der Vorgesetzten, die sich zum Teil persönlich einsetzten, zum Teil gegenseitige Unterstützung der Teammitglieder untereinander förderten.

Im Hinblick auf die besondere Situation in der Psychiatrie wurde hervorgehoben, der berufliche Streß des Pflegepersonals könne nicht verstanden werden, ohne die doppelte Funktion der Psychiatrie im allgemeinen zu berücksichtigen: nämlich einerseits die Funktion, notleidenden Patienten Hilfe zu leisten, und andererseits die Funktion der Kontrolle sozial unerwünschten Verhaltens. Diese Funktionen seien inkompatibel und führten zu einer unerwünschten Dichotomisierung von Problempatienten in "Kranke" und "Böse" (Handy 1988). Ähnlich hat sich Roeske (1986) geäußert: In der Rolle des Helfers sollen sowohl die protektive, gewährende Mutterrolle als auch die autoritative, omnipotente Vaterrolle verknüpft werden.

3.2 Individuelle Faktoren

Unter den individuellen Faktoren, die die Streßreaktion negativ beeinflussen können, werden am häufigsten die folgenden genannt (Cherniss 1980): 1. eine Ängstlichkeit und ein niedriges bzw. labiles Selbstwertgefühl, 2. eine an sich selbst und andere hohe Erwartungen hegende, kompetitive, rigide Typ-A-Persönlichkeit, 3. eine Tendenz zu externer Kontrollüberzeugung, nämlich die Neigung, die Kontrolle über Erfolge und Mißerfolge anderen zuzuschreiben und 4. die "gelernte Hilflosigkeit", ein Konzept, das besagt, daß der Mißerfolg in einer nicht kontrollierbaren Situation später zu Passivität, Rückzugsverhalten und eventuell Depression führt (Seligman 1975; Hautzinger 1979). Die prädisponierende Rolle der Typ-A-Persönlichkeit zum Burnout konnte allerdings empirisch nicht durchwegs bestätigt werden (Golembiewsky et al. 1986). Nagy (1985) fand eine mäßig negative Korrelation zwischen Burnout und Arbeitsorientierung ("workaholism"), aber keine Verbindung zwischen Burnout und Durchsetzungsfähigkeit, während die Ängstlichkeit als persönliches Charakteristikum mit Arbeitsstreß positiv korrelierte (r = 0,39, Gray-Toft u. Anderson 1981). Unter vergleichbarer Streßbelastung wiesen nicht erkrankte im Vergleich zu erkrankten Probanden folgende Persönlichkeitscharakteristika auf: interne Kontrollüberzeugung, Glaube an sich selbst und die Tendenz, sich aktiv mit der Umgebung auseinanderzusetzen (Kobasa 1979; Orman 1989). Ängstlichkeit und externe Kontrollüberzeugung stellen übrigens die Faktoren dar, die eine adäquate Bewertung der streßvollen Situation besonders beeinträchtigen.

Zu den individuellen Faktoren können auch demographische Variablen gezählt werden. Die Resultate empirischer Untersuchungen sind im Hinblick auf die Abhängigkeit des Arbeitsstreß von solchen Variablen recht widersprüchlich (Widmer 1988). Die Intensität des subjektiven Streßerlebnisses wird durch solche Variablen nicht primär bzw. nicht wesentlich erklärt. So fand McDermott (1984) keine Beziehung zwischen Burnoutwerten und demographischen Variablen wie Alter, Geschlecht, Zivil- und Familienstand. In einzelnen Stichproben gaben indessen vor allem Jüngere, Ledige und besser Ausgebildete höhere Arbeitsstreßwerte (Widmer 1988) bzw. Verheiratete und solche mit eigenen Kindern niedrigere Burnoutwerte an (Maslach u. Jackson 1985). Die letztgenannten Autoren spekulieren, daß es sich hier um Probanden handelt, die sich in einer reiferen Lebensphase befinden, die Arbeit weniger als primäre Quelle der persönlichen Befriedigung betrachten, mehr emotionale Unterstützung außerhalb der Arbeitswelt erhalten und über größere Lebenserfahrung und Erfahrung in Erziehungsfragen verfügen.

Insgesamt kann gesagt werden, daß den individuellen - im Vergleich zu den arbeitsbezogenen - Faktoren viel weniger Aufmerksamkeit geschenkt wurde, vielleicht mit Ausnahme der Arbeits- bzw. Berufsmotivation des Helfers. Viele Burnouterklärungen nennen einen Mangel bzw. Verlust an Energie als wichtigste Ursache des Ausbrennens; die wichtigste Burnoutvariable soll indessen der Mangel bzw. Verlust des - meistens zunächst erhöhten - Engagements ("commitment") darstellen (Maher 1983). Nur der, der "brennt", kann auch "ausbrennen". Eine sehr hohe anfängliche

Begeisterung und eine Neigung zum professionellen Überengagement, verbunden mit Abgrenzungsschwierigkeiten und der Tendenz, die Arbeit als Ersatz für soziales Leben zu betrachten (Freudenberger 1975), sind bei den zum Ausbrennen neigenden Angehörigen pflegender Berufe häufig, wenn auch nicht ausnahmslos (Jackson et al. 1986), anzutreffen. Das Risiko soll insbesondere bei denjenigen hoch sein, die glauben, zu jeder Zeit mit maximalem Einsatz auch dann noch funktionieren zu müssen, wenn die Institution die notwendige Unterstützung nicht oder nur mangelhaft gewährt (Roeske 1986). Es sind vor allem junge Mitarbeiter, die zu hohe Erwartungen in bezug auf den Fortschritt ihrer Klienten/Patienten hegen (Stevens u. O'Neill 1983). Betroffen werden aber nur einige Mitarbeiter; andere gewinnen mit der Zeit an Sicherheit und entwickeln Vertrauen in die eigene fachliche Kompetenz, was die Gefahr von Burnout reduziert. Die im Gesundheitswesen Tätigen sollen auch infolge einer unkritischen Akzeptanz des medizinischen Krankheitsmodells unrealistische Ziele anvisieren; demzufolge bestehe das Ziel ihrer Tätigkeit letztlich in einer - häufig eben nicht realisierbaren - Heilung (Heyfetz u. Bersani 1983).

Im Zusammenhang mit den individuellen Ursachen von Burnout sind zwei weitere Faktoren zu erwähnen: individuelle Lebensereignisse und das Ausmaß sozialer Unterstützung, die ein Proband erfährt. Golembiewsky et al. (1986) fanden keine regelmäßige oder bedeutsame Korrelation zwischen Burnout und Lebensereignissen; von Pines et al. (1981) wurde eine signifikante, aber nicht besonders hohe Korrelation von -0,22 bzw. 0,30 zwischen den Burnoutwerten und der Anzahl positiver bzw. negativer Lebensereignisse festgestellt. Glowinkowski u. Cooper (1985) konstatierten in ihrer Übersicht aktueller Probleme der Organisationsstreßforschung, daß "the bulk of evidence indicates that negative life-events have little effect on work", wiesen aber gleichzeitig auf den möglichen methodologischen Bias der vorwiegenden Querschnittsuntersuchungen hin.

Einige dieser Autoren befaßten sich mit dem Einfluß der sozialen Unterstützung auf Burnout. In der Studie von Golembiewsky et al. (1986) korrelierte soziale Unterstützung negativ, wenn auch nur mäßig, mit allen MBI-Burnoutskalen (r = -0,30 bis -0,32), doch unterließen es die Autoren, zwischen den einzelnen Arten der sozialen Unterstützung (Familie, Freunde, Kollegen) zu unterscheiden. Während nämlich die Wirksamkeit der sozialen Unterstützung seitens der Kollegen in bezug auf die Reduktion von Arbeitsstreß recht konsistent belegt werden konnte, liegen im Hinblick auf die familiäre Unterstützung unterschiedliche Resultate vor (Glowinkowski u. Cooper 1985). In Burnoutuntersuchungen bei Krankenschwestern konnte die Wichtigkeit der präventiven Rolle der kollegialen Unterstützung bestätigt werden (Mohl et al. 1982). So korrelierte in der Untersuchung von Constable u. Russel (1986) Burnout positiv mit hohem Arbeitsdruck und negativen Arbeitsbedingungen, die sich ihrerseits auf Dimensionen der Autonomie, Klarheit und Offenheit für Innovatives bezogen. Der Einfluß dieser Faktoren verlor sich jedoch weitgehend, wenn von den Vorgesetzten genügend Unterstützung gewährt wurde. Ähnlich erwiesen sich in der Studie von Hare et al. (1988) ein fehlendes Teamzugehörigkeitsgefühl ("peer cohesion") und fehlende Unterstützung seitens der Vorgesetzten als wichtigste Burnoutprädiktoren.

3.3 Gesellschaftliche Faktoren

Zu den wichtigen, hier aber nur am Rande zu erwähnenden gesellschaftlichen (makrosozialen, ökonomischen, historisch bedingten) Faktoren ist zunächst auch der bereits erwähnte Sinnverlust (Cherniss u. Krantz 1983; Hahn 1985) zu zählen. Hier werden schließlich der Verlust der informellen makrosozialen Unterstützungssysteme, wie die heutzutage anzutreffende geringere Tragfähigkeit der individuellen sozialen Netze, genannt sowie der Verlust des Vertrauens in Institutionen im allgemeinen und auch die unangemessen hohen generellen Erwartungen an den Beruf, der nicht mehr der bloßen Existenzsicherung dient, sondern auch Lebenssinn vermitteln und Raum für Kreativität und persönliche Entfaltung bieten soll (Cherniss 1980; Farber 1983).

4 Konzeptuelle Fragen

4.1 Burnout und Streß

Burnout stellt ein komplexes Phänomen mit intrapsychischen, interpersonellen, beruflichen, organisatorischen, historischen und sozialen Wurzeln dar (Farber 1983). Trotz dieser Komplexität werden die meisten Burnoutkonzepte vom Prototyp des Streßmodells abgeleitet (Golembiewski et al. 1986). Besonders zwischen der Berufsstreß- und Burnoutforschung bestehen viele Berührungspunkte: die Probleme sind sich sehr ähnlich, beide Phänomene resultieren aus komplexen Interaktionen zwischen den individuellen Bedürfnissen und Möglichkeiten einerseits und den Anforderungen der Arbeitsumgebung andererseits (Handy 1988). Mit Recht stellt sich deshalb die Frage, ob Burnout überhaupt als separates Konstrukt aufgefaßt werden darf. Jackson et al. (1986) führten diesbezüglich aus, daß vor allem Maslachs Konzeptualisierung (Maslach u. Jackson 1981) von Burnout als ein Dreikomponentensyndrom (emotionale Erschöpfung, Entpersönlichung und reduzierte Leistungsfähigkeit) von der traditionellen Arbeitsstreßauffassung abweicht. Während die emotionale Erschöpfung noch am ehesten dem geläufigen Streßkonzept entspreche, stelle die Entpersönlichung ein neues Konstrukt dar. Die Symptome der Entpersönlichung treten vermutlich besonders bei den in helfenden Berufen Beschäftigten auf.

Edwards u. Cooper (1988) haben kürzlich nochmals darauf aufmerksam gemacht, daß der Begriff Streß einerseits für die belastende, streßreiche Situation, also für ein Umfeld mit Stressoren (Überbelastung, Konflikte), andererseits für die subjektiven Auswirkungen, die Streßreaktion ("strain", "distress") angewendet wird. Übrigens wird auch in der hier referierten Literatur der Begriff Streß in diesen beiden Bedeutungen angewendet. Die Autoren befürworten, den Begriff nur im erstgenannten Sinne zu benutzen. *Streß* soll sich demnach auf äußere belastende Faktoren/Anforderungen, die das Individuum herausfordern, die erzeugte *Belastung ("strain")* auf die vom Individuum erlebten Konsequenzen von andauerndem, ungelöstem Streß beziehen. Im Gegensatz zu dieser Auffassung, die Streß mit Stimulus und nicht mit der Reaktion auf Stimulus gleichsetzt, wird Streß gelegentlich doch mit "strain" gleichgesetzt und als negativer emotionaler Zustand angesprochen, der stark mit reduzierter Fähigkeit zum Coping korreliert und die Leistungsfähigkeit negativ beeinflußt. Dies wiederum im Gegensatz zu Arrousal (psychischer Aktivierung), das adäquates Coping und höhere Leistungsfähigkeit ermöglicht (King et al. 1987). Selye (1953) definierte übrigens Streß als Zustand nichtspezifischer Spannung in der lebenden Materie. Auf dem Hintergrund dieser Ausführungen leuchtet die klare Definition des Burnout von Shinn et al. (1984) sofort ein: "We conceptualize burnout as psychological strain resulting from the stress of human service work".

In der Konzeptualisierung von Cherniss (1980) ist Burnout die Folge eines Arbeitsstresses, der seinerseits aufgrund eines Mißverhältnisses zwischen Arbeitsanforderungen und persönlichen Ressourcen entsteht. Die Symptome des Burnout sind nicht allein mit den Auswirkungen der Streßreaktion ("strain"), sondern auch schon mit den Manifestationen ihrer defensiven Bewältigung ("defensive coping") gleichzusetzen. Erfolglose Bewältigung könnte ihrerseits zur Quelle von Streß werden (Edward u. Cooper 1988). Aus der Streßforschung ist bekannt, daß die Streßreaktion außerdem von verschiedenen psychologischen (Ich-Stärke, soziale Fertigkeiten) und psychosozialen (familiäre Beziehungen, soziales Netz) intervenierenden Variablen abhängt (Jenkins 1979) und es auch Zusammenhänge zwischen den Persönlichkeitsmerkmalen und den bevorzugten Bewältigungsstrategien gibt (Hirsch 1984).

Wie bereits erwähnt, wird Burnout als eine Reaktion auf Streß definiert, der bei der Arbeit in helfenden Berufen entsteht (Shinn et al. 1984). Analog wird Burnout von Pines et al. (1981) als sozialpsychologisches Phänomen betrachtet, dem vor allem in helfenden Berufen zu begegnen ist, und Maslach u. Jackson (1982) definieren Burnout als einen besonderen Typ der Streßreaktion, die ihren Ursprung in den sozialen Beziehungen zwischen dem Empfänger und dem Betreuer hat. Diese Autoren meinen sogar, daß die Burnoutgefahr direkt proportional der Zeit ist, die in direktem Kontakt mit den zu Betreuenden verbracht wird.

4.2 Besonderheiten der helfenden Berufe

Welches sind nun die besonderen, zu Burnout prädisponierenden Arbeitscharakteristika dieser Gruppe von Berufen? Ein helfender Beruf, dessen Bemühungen sich auf den Menschen richten, gilt vielfach - wenn auch seltener als früher - immer noch mehr als ein gewöhnlicher "Job", nämlich als eine Berufung. Ein sehr persönlicher Einsatz wird gefordert, die Person selbst gilt als therapeutisches Instrument. Therapeutische Erfolge, vor allem aber auch Mißerfolge, können sich deswegen direkt auf das seelische Gleichgewicht und das Selbstwertempfinden auswirken. Hinzu kommt, daß von den häufig schwer gestörten, anspruchsvollen, schwer zu befriedigenden, aber auch bedürftigen und notleidenden Patienten wenig positives Feedback einfließt, daß unzureichend kooperative Klienten/Patienten eine große emotionale Belastung darstellen, allfällige Erfolge schließlich unvorhersehbar und ihre Ursachen nicht sicher zu bestimmen sind. Diese Faktoren erlangen besonderes Gewicht, wenn beim Helfer als Berufsmotiv der (unbewußte) Wunsch nach der eigenen narzißtischen (also Selbstwert-)Stabilisierung im Vordergrund steht (Schmidbauer 1982). Farber u. Heifetz (1982) haben bestätigt, daß die meisten der interviewten Psychotherapeuten Burnout vor allem der fehlenden Beziehungsreziprozität zwischen dem Therapeuten und dem Patienten zuschrieben. Häufig werden die im Gesundheitswesen tätigen Mitarbeiter schlecht darauf vorbereitet, den emotionalen Bedürfnissen der Patienten und deren Familien zu begegnen. Zudem werden sie mit besonderen, streßvollen Problemen konfrontiert, wie die wiederholte Auseinandersetzung mit "dem Sterben, dem Tod und dem Wahnsinn" (Gray-Toft u. Anderson 1981). Die Bereiche Arbeit und Freizeit sind außerdem beim professionellen Helfer häufig eng verschränkt, und die Arbeit muß in einem besonderen sozialen und gesellschaftlichen Spannungsfeld geleistet werden (Büssing u. Perrar 1988).

Nach Maslach u. Jackson (1982) ist Burnout als Reaktion auf chronisch bestehende Stressoren zu verstehen; die oben genannten Charakteristika sind der Helferarbeit immanent und zum Teil für diese Arbeit spezifisch. Dennoch ist das Burnoutsyndrom nicht bei allen anzutreffen. Für sein Entstehen dürfte ein "persönliches Entgegenkommen" notwendig sein, wobei das Fehlen eines adäquaten äusseren Unterstützungssystems mitverantwortlich gemacht werden kann (Farber 1983). Es besteht die Tendenz, den Begriff Burnout auszuweiten und für Belastungsauswirkungen im allgemeinen, also auch ausserhalb der helfenden Berufe zu gebrauchen. Pines et al. (1981) sprechen zum Beispiel von Burnout bei Collegestudenten, von Burnout im Rahmen der Midlife-crisis, von ehelichem Burnout und Burnout in der Elternrolle. Eine derartige Überstrapazierung dieses Begriffes führt zu der Gefahr, dass er schliesslich seinen Sinn gänzlich verliert.

Mehrheitlich wird Burnout dennoch als eine besondere Art von Arbeitsstreßreaktion verstanden, als Resultat eines spezifischen beruflichen Stresses (Burgess 1980), der primär die helfenden Berufe betrifft. Es erscheint nun notwendig, Burnout von anderen verwandten Konzepten abzugrenzen.

4.3 Burnout vs. verwandte Konzepte

Ein verwandter Begriff dürfte der Terminus **"Praxisschock"** sein, der zum Beispiel von Künzel u. Schulte (1986) als Resignationsreaktion beim Eintritt in die praktische Berufstätigkeit beschrieben wurde. Ohne eine klare Abgrenzung zum Burnout wird unter diesem Begriff ein zum Teil gleicher Sachverhalt umschrieben. "Praxisschock" bezieht sich auf emotionale Probleme im Umgang mit Klienten und soll vor allem dann auftreten, wenn man auf eine praktische Tätigkeit nicht gut genug vorbereitet ist. Möglicherweise ist der Praxisschock bei den in stationären Einrichtungen Tätigen ausgeprägter als bei Mitarbeitern im ambulanten Bereich.

Mehr Aufmerksamkeit wurde dem Konzept der sogenannten **Arbeitszufriedenheit** gewidmet. Zwischen Arbeitszufriedenheit, die ihrerseits vom individuellen Anspruchsniveau maßgebend mitbestimmt wird, und Streß besteht ein eindeutig negativer Zusammenhang (Widmer 1988). Die Arbeitszufriedenheit hängt vom Lebensalter ab (die im Alter häufig erfolgte Anpassung des Anspruchsniveaus spiegelt sich in geringerer Unzufriedenheit wider), kaum jedoch von anderen demographischen Variablen. Sie korreliert unter anderem mit der Arbeitstätigkeit im engeren Sinne, mit den Bedingungen und der Organisation, den Entwicklungsmöglichkeiten und der Anerkennung der Arbeit und nicht zuletzt mit den Beziehungen zu Kollegen und Vorgesetzten. Die Korrelationen zwischen der Arbeitszufriedenheit und den einzelnen Arbeitscharakteristika sind jedoch nicht immer besonders stark. In der Studie von Sarata u. Jeppesen (1977) erklärten die arbeitsbezogenen Variablen nur 11% der bestehenden Varianz.

Die zum Burnout führenden Stressoren und einzelne Aspekte der Arbeitszufriedenheit beziehen sich inhaltlich auf die gleichen Dimensionen der Arbeitssituation. Burnout und Arbeitszufriedenheit bzw. Arbeitsunzufriedenheit sind nicht gleichzusetzen; allerdings tragen Faktoren, die zu Arbeitsunzufriedenheit führen, zum Entstehen von Burnout bei (Cherniss 1980). Gemäß Pines et al. (1981) besteht zwischen Arbeitszufriedenheit und Burnout, gemessen mit TM (Tedium Measure der gleichen Autoren) eine durchschnittliche Korrelation von -0,45, wobei diese Korrelation in den einzelnen Untersuchungen von -0,24 bis -0,63 variierte. Eine besonders hohe Korrelation von -0,68 zwischen Burnout und Arbeitszufriedenheit wurde bei Krankenschwestern der allgemeinen Krankenpflege gefunden (Dolan 1987). Maslach u. Jackson (1981) fanden zwischen der emotionalen Erschöpfung im MBI und allgemeiner Arbeitszufriedenheit eine Korrelation von -0,35, was sie als Hinweis auf eine diskriminative Validität des Burnoutkonzeptes deuteten. Eine signifikante, negative Korrelation zwischen Arbeitszufriedenheit und allen MBI-Subskalen wurde von Penn et al. (1988) festgestellt.

Eine weitere Abgrenzung vom Burnout Syndrom drängt sich in bezug auf das **depressive Syndrom** auf; dies um so mehr, als der Burnoutprozeß mit dem Trauerprozeß verglichen wurde: beide Prozesse stellen eine Reaktion auf einen Verlust dar, im Falle von Burnout auf den Verlust von Idealismus und Motivation (Freudenberger 1974). In empirischen Erhebungen wurden zwischen Burnout (mit MBI gemessen) und zwei depressiven Skalen relativ hohe Korrelationen von 0,53 und 0,59 gefunden, also eine ziemlich große Überlappung (Meier 1984). Eine Korrelation von 0,59 wurde auch zwischen einem anderen Burnout(TM)-Score und Hoffnungslosigkeit festgestellt (Pines et al. 1981). Dennoch ist Burnout kein Subtyp einer Depression

(Masuko et al. 1989). Es ist darauf hingewiesen worden, daß sowohl das Gefühl der Hoffnungslosigkeit als auch eventuelle Schuldgefühle - übrigens auch viele andere Symptome - beim Burnout eng an die Arbeitssituation gekoppelt sind, während sie bei der Depression viel pervasiver auftreten. Für den Depressiven sind alle Lebensbereiche depressiv getönt; der unter Burnout Leidende kann außerhalb der Arbeitssituation noch gut funktionieren (Pelletier 1986). Das Konzept der Depression ist darüber hinaus ein klinisches bzw. ein medizinisches Konzept. Freudenberger (1983) warnt ausdrücklich davor, Burnout im Rahmen des medizinischen Arbeitsmodells zu konzeptualisieren, da dies zur Einengung der Perspektive und zur Relativierung des psychosozialen Kontextes führen könnte. Sicherlich spielen bei vielen Depressionen auch psychosoziale Faktoren eine bedeutsame Rolle, und es ist vorstellbar, daß das Burnoutsyndrom in einzelnen Fällen von einer reaktiv-depressiven Anpassungsstörung phänomenologisch kaum zu unterscheiden ist. Der konzeptuelle Unterschied, nämlich die Betonung eines besonderen äußeren Stresses beim Burnout im Gegensatz zu der Betonung einer besonderen individuellen Reaktion bei der depressiven Anpassungsstörung, bleibt dennoch bestehen.

5 Burnout in der Psychiatrie

Verglichen mit dem Umfang der gesamten Burnoutliteratur haben sich nur relativ wenige Arbeiten spezifisch mit den in psychiatrischen Institutionen Tätigen befaßt. Viele Untersuchungen konzentrierten sich darüber hinaus auf die zwar verwandte, doch nicht identische Problematik der Arbeitszufriedenheit. Cherniss u. Egnatios (1978a) fanden, daß Mitarbeiter von über 20 "community mental health centers" im Vergleich mit einer Stichprobe amerikanischer Arbeiter mit ihrer Arbeit weniger zufrieden waren. Olkinuora et al. (1990) untersuchten Burnout unter den Ärzten verschiedener Fachrichtungen: die Psychiater gehörten zu den diesbezüglich exponiertesten Gruppen, wobei höhere Burnoutwerte im allgemeinen in denjenigen Disziplinen gefunden wurden, die sich mit schwer kranken, chronisch kranken und Patienten mit schlechter Prognose befassen.

Verglichen mit ihren in anderen Spezialdisziplinen tätigen Kolleginnen wiesen die in der Psychiatrie arbeitenden Krankenschwestern Streßwerte auf, die zu den höchsten gehörten (Numerof u. Abrams 1984). Dolan (1987) verglich junge psychiatrische Krankenschwestern mit solchen, die in der allgemeinen Krankenpflege tätig waren, und mit Verwaltungsangestellten, die keinen direkten Umgang mit Patienten hatten. Die Krankenschwestern wiesen signifikant höhere Burnoutwerte auf als die Verwaltungsangestellten; zwischen den beiden Gruppen von Krankenschwestern fanden sich indessen keine signifikanten Unterschiede. In einer Untersuchung von Hirsch (1984) zeigte sich, daß die körperlichen, psychischen und sozialen Pflegebelastungen auf den gerontopsychiatrischen Abteilungen im Vergleich zu anderen Abteilungen einer Nervenklinik am größten waren. In einer anderen Untersuchung wurden 130 professionelle Helfer aus dem psychosozialen Bereich, unter ihnen 44 in der Krankenpflege bzw. 37 in der Psychiatrie arbeitende, untersucht (Enzmann u. Kleiber 1989). Hier wiesen die Krankenpfleger/innen im Vergleich zu anderen Berufen (Sozialarbeiter, Erzieher, Ärzte) relativ niedrige Burnoutwerte auf, ebenso wie die in der Psychiatrie bzw. mit psychiatrischen Patienten Arbeitenden. Allerdings wurde in dieser Studie eine sehr heterogene Stichprobe von Probanden aus verschiedenen Institutionen erfaßt.

Eine große Stichprobe von über 1200 in der Krankenpflege in verschiedenen medizinischen Einrichtungen Arbeitenden, darunter 15% in der Psychiatrie, wurde von Widmer (1988) befragt. Absolventen einer psychiatrischen Ausbildung erlebten sich weniger gestreßt als der Durchschnitt und wiesen auch seltener resignativ-depressive Bewältigungsmuster auf. Die auf psychiatrischen Akutabteilungen Arbeitenden beklagten sich über eine größere Arbeitsbelastung, ein größeres Maß an fachlicher Verunsicherung und an Unselbständigkeit und äußerten größere Unzufriedenheit mit der Organisation und Leitung. Leatt u. Schneck (1980), die eine Studie mit Abteilungsschwestern verschiedener Spezialeinrichtungen durchführten, fanden, daß die Arbeit auf allen Abteilungen streßvoll war, die Art von Streß und die Häufigkeit des Auftretens streßvoller Situationen jedoch zwischen den Abteilungen differierte. In der Psychiatrie wurden die höchsten Werte im Hinblick auf "task ambiguity stress" gefunden, eine Variable, die sich vor allem auf das Verhalten schwieriger Patienten und schlechte Erreichbarkeit der Ärzte in Notfallsituationen bezog.

Weitere Untersuchungen am Personal psychiatrischer Institutionen und Dienste bestätigten einige der bereits erwähnten Abhängigkeiten. So wurden schlechte Kommunikation, Organisationsmängel und Rollenambiguitäten als Ursachen der Arbeitsunzufriedenheit identifiziert, welche ihrerseits zu einer hohen Fluktuation der Mitarbeiter führte (Cherniss u. Egnatios 1978a). Der Grad der Partizipation an Entscheidungsprozessen korrelierte positiv mit der Arbeitszufriedenheit, die allerdings in Institutionen, in denen gestörte Patientenpopulationen wie psychiatrische hospitalisierte Patienten oder Drogenabhängige betreut werden, besonders niedrig war (Cherniss u. Egnatios 1978b). Gray (1984) zeigte an diplomierten Krankenschwestern verschiedener Disziplinen inkl. Psychiatrie, daß verschiedene Aspekte der Arbeitszufriedenheit vor allem mit der Dauer der beruflichen Tätigkeit und der Stellung in der Hierarchie signifikant korrelierten. Hierarchisch höher eingestuftes Pflegepersonal arbeitete weniger direkt mit Patienten. Positiv wirkte sich auch die Ausbildung in der allgemeinen Krankenpflege aus; psychiatrische Krankenschwestern erreichten niedrigere Zufriedenheitswerte. In einer anderen Untersuchung an Mitarbeitern verschiedener psychiatrischer Institutionen wurde gezeigt, daß die Arbeitszufriedenheit unter anderem negativ mit dem Anteil von schizophrenen bzw. ernsthaft gestörten Patienten korrelierte und daß die intensive enge Arbeit mit solchen Patienten über längere Zeit hinweg als besonders streßreich erlebt wurde. Entsprechend schienen die länger im Beruf arbeitenden Mitarbeiter administrative Aufgaben zu bevorzugen und die direkte Arbeit mit Patienten zu meiden (Pines u. Maslach 1978).

In einer Untersuchung an psychiatrischen Krankenpflegerinnen und Krankenpflegern demonstrierten Milne et al. (1986), daß sowohl organisatorische Unklarheiten als auch die Beeinträchtigung des subjektiven Selbstwertgefühls der Betroffenen mit einem hohen Niveau krankheitsbedingter Absenzen einhergingen. Die Einführung einer klaren therapeutischen Doktrin erhöhte das Kompetenzgefühl und das Arbeitsinteresse der Mitarbeiter und führte zu einer Reduktion der Krankheitsausfälle. Die bereits erwähnte Studie von Enzmann u. Kleiber (1989) bestätigte, daß Überforderung in Form von Zeit- und Verantwortungsdruck, unklaren Erfolgskriterien und mangelhaften Feedbacks mit Burnout positiv korreliert. Ein Vergleich verschiedener psychiatrischer Abteilungen (Landeweerd u. Boumans 1988) ergab, daß das Pflegepersonal mit der Arbeit dort am wenigsten zufrieden war, wo es sich als unmöglich erwies, das anfänglich sehr hoch gesteckte Ziel der vollen Resozialisierung der Patienten zu verwirklichen. Gemäß Widmer (1988) fühlt sich das medizinische Pflegepersonal im allgemeinen deutlich gestreßt, insbesondere durch die Anforderungen in der direkten Patientenbetreuung und durch die gelegentliche Tangierung ethischer Grundsätze; diese ergeben sich aus der Spannung zwischen dem in der Pflege Wünschbaren und Machbaren. In dieser Untersuchung wurde dem Bewältigungsverhalten besondere Aufmerksamkeit geschenkt; es zeigte sich allerdings, daß zwischen Streß und Bewältigung einerseits und zwischen Bewältigung und Arbeitszufriedenheit andererseits keine nennenswerten Zusammenhänge bestehen.

Andere Untersuchungen konzentrierten sich auf die Beziehungen am Arbeitsplatz und deren Bedeutung. Leiter (1988) demonstrierte an Mitarbeitern einer "mental health organization", daß zwischen den informellen, freundschaftlichen Kontakten am Arbeitsplatz und der Arbeitszufriedenheit eine signifikante positive Korrelation bestand, während die emotionale Erschöpfung als die zentrale Burnoutkomponente mit solchen Kontakten negativ korrelierte. Anders ausgedrückt: je mehr die sozialen Kontakte am Arbeitsplatz nur im Rahmen der formalen Arbeitskontakte erfolgten, desto mehr emotionale Erschöpfung wurde registriert (Leiter u. Meechan 1986). Jayaratne u. Chess (1984) zeigten an einer Gruppe von "mental health professionals", daß emotionale Unterstützung seitens der Vorgesetzten und Mitarbeiter mäßig negativ mit Streßindikatoren (Rollenambiguität und Rollenkonflikt) korrelierte. Zwischen dieser emotionalen Unterstützung und der Arbeitsbelastung im Sinne von Arbeitsunzufriedenheit, Entpersönlichung und emotionaler Erschöpfung bestanden Korrelationen zwischen -0,17 und -0,45. Kaum eine Korrelation fand sich hingegen zwischen emotionaler Unterstützung und Angst und Depression; hier rangierten die Korrelationskoeffizienten zwischen -0,03 und -0,09. Emotionale Unterstützung erwies sich, diesen Autoren zufolge, als hilfreich in bezug auf die Burnoutprävention im engeren Sinne, erschien allein jedoch nicht als ausreichend, um das Wohlbefinden im allgemeinen zu gewährleisten.

6 Ein Beispiel: Erfahrungsbericht einer Betroffenen

Viele der erwähnten Burnoutcharakteristika lassen sich am folgenden Beispiel illustrieren. Es handelt sich dabei um den Erfahrungsbericht einer Psychiatrieschwester, der nach den persönlichen, im Laufe des Interviews niedergeschriebenen Notizen des Untersuchers wiedergegeben wird. Es ist also kein Verbatimtranskript eines Interviews, auch sind einige Angaben insofern abgeändert, daß die Anonymität der betroffenen Person gewahrt bleibt. Der Bericht scheint uns aber die Burnoutproblematik auf eine recht typische Art und Weise darzustellen, so daß er in unseren Augen durchaus als repräsentatives Beispiel einer Burnoutentwicklung gelten darf.

"Ich habe den Beruf einer Psychiatrieschwester erst relativ spät erlernt. Ich war bereits 30 Jahre alt und hatte schon einiges an Lebenserfahrung gesammelt. Ich machte zunächst eine kaufmännische Lehre und war dann eine Zeitlang im Beruf tätig. Auch meine Eltern hatten diese Ausbildung absolviert, und so ergab sich das bei mir irgendwie automatisch. Aber zufrieden war ich nicht so ganz, ich bin sicher kein Büromensch, wechselte deshalb und war im Empfang eines großen Hotels tätig. Ich hatte nun mehr Kontakt mit Leuten, doch es zog mich weiter. Es war mir zu oberflächlich. Und als ich einmal ein Inserat sah, da dachte ich, vielleicht wäre die Psychiatrie gerade das Richtige. Als ich mich meldete, klappte es problemlos. Die Ausbildung in psychiatrischer Krankenpflege war zwar nicht schlecht, aber irgendwie hatte ich doch noch mehr erwartet, mehr Anforderungen an uns Lernende, ein höheres Niveau. Leicht enttäuscht war ich also schon, aber das war nichts Neues für mich. Ich habe eigentlich immer eher zu viel als zu wenig erwartet, sowohl von den anderen wie natürlich auch von mir selbst. Die Arbeit gefiel mir jedoch, und was ich im Unterricht nicht erhielt, holte ich mir anderswo selbst. Ich las viel, Jung, Freud und sonstige Fachliteratur. Ja, ich war in der Schule in der Theorie wie in der Praxis ausgezeichnet, aber das kam mir gar nicht so speziell vor. Es war bei mir immer so, und je älter ich werde, desto ausgeprägter ist es: Was immer ich auch mache, ich will es gut und richtig machen.

Nach dem Diplomabschluß kam ich auf die Akutstation. Das wünschte ich mir von Anfang an, und es sagte mir zu. Ich bin eher extrovertiert und brauche Abwechslung und Herausforderung. Die Arbeit dort war auch abwechslungsreich und herausfordernd, ich war mit vielen Patienten konfrontiert, viele waren so interessant, ich meine jetzt nicht nur psychiatrisch, sondern auch menschlich interessant, und ihre Schicksale bewegten mich manchmal sehr. Ich habe auch immer versucht, mich auf jeden Patienten extra einzustellen und zu jedem eine ganz individuelle Beziehung herzustellen. Aber auch sonst gefiel mir die Station. Sie war gut strukturiert, die Ziele waren klar. Die Abteilung hatte viel Autonomie, und vor allem klappte es auch im Team gut. Wir hatten alle die gleiche Einstellung, es ging uns gemeinsam darum, gute Psychiatrie zu machen, wir alle wollten, daß sich jeder Patient auf der Station wirklich gut fühlen und Fortschritte machen konnte. Die Beziehungen unter uns waren arbeitsintensiv, aber auch freundschaftlich, manchmal trafen wir uns sogar noch am Abend zu einem gemütlichen Zusammensein.

Nur blieb leider alles nicht immer so. Ich kann schwer sagen, wann ich zum ersten Mal bemerkte, daß etwas nicht stimmte, nach drei Jahren - oder nach vier? Vielleicht wollte ich die ersten Anzeichen auch gar nicht bemerken; ich bin nicht jemand, der schnell die Flinte ins Korn wirft. Vielleicht war es der große Wechsel, der uns allen so zu schaffen machte und der in mir langsam eine Unzufriedenheit wachsen ließ. Zunächst einmal wechselten ständig die Assistenten und unsere Schüler, und je länger ich auf der Station blieb, desto häufiger fand der Wechsel statt, das heißt, so schien es mir zumindest. Jeden mußten wir neu einführen, das ging noch, das gehört dazu und ist sehr wichtig. Aber jeder hatte an unserem Konzept und unserer Arbeitsweise entweder etwas zu kritisieren oder wollte etwas ändern, und wir mußten immer wieder alles neu verteidigen, wenn wir nicht alle sechs Monate alles auf den Kopf stellen wollten. Und dazu kam der Wechsel der Patienten. Wir hatten fast jeden Monat 30 und mehr Eintritte, und das auf knapp 20 Betten! Ich bekam das Gefühl, je mehr wir uns bemühten und je besser wir arbeiteten, desto schneller wurden die Patienten wieder entlassen, also um so größer war der Wechsel und um so mehr mußten wir uns bemühen. Auch wurden viele Patienten immer und immer wieder im gleichen Zustand eingewiesen. Sie hatten kaum aus ihrer akuten Krise herausgefunden, da entließen wir sie, nur so ganz knapp kompensiert. Wir sahen sie eigentlich nie in einem wirklich guten Zustand. Es war die typische Drehtürpsychiatrie. Ich muß schon sagen, anfänglich mochte ich diese schnelle Arbeit, ich hatte sogar das Gefühl, wir seien effizient, doch mit der Zeit schlich sich das Gefühl ein, daß es eine Sisyphusarbeit war, sowohl mit den immer wieder eingetretenen Patienten wie mit den immer neuen Mitarbeitern, und dieses Gefühl wurde immer stärker. Immer mehr wurde mir deutlich: So habe ich mir die Arbeit in der Psychiatrie nicht vorgestellt. Eine echte Beziehung - dafür gab es keine Zeit mehr.

Viele Patienten wurden zwangseingewiesen, sie wollten gar nicht von uns behandelt werden, waren manchmal grob und aggressiv. Von Dankbarkeit sahen wir kaum etwas. Ja gut, etwa einmal pro Jahr erhielten wir von einem entlassenen Patienten eine Torte, aber das war wirklich eine Ausnahme. Ich meine, es ging mir selbstverständlich nicht um die Torte selbst, aber um die Anerkennung und das Wissen, wirklich geholfen zu haben. Das, was man als positives Feedback bezeichnet, erlebten wir sehr selten, und meine eigene Überzeugung, daß ich gute Arbeit leiste, die wurde immer mehr in Frage gestellt. Ich habe nicht mit anderen im Team darüber gesprochen, ich dachte, es liege an mir. Vielleicht war das ein Fehler. Manchmal waren wir alle so gereizt - vielleicht ging es den anderen nicht viel besser als mir selbst.

Am Anfang dachte ich, ja, das gehört dazu, man muß den Menschen helfen, auch wenn sie das nicht sehr schätzen. Mit der Zeit bekam ich aber immer mehr Zweifel, ob man Menschen zu ihrem Glück zwingen darf. Ich fragte mich immer mehr und mehr, weshalb die Patienten in ein Schema gepresst werden sollen, wenn sie es gar nicht wünschen. Und wir wurden auch von allen Seiten kritisiert, ich meine auch außerhalb der Klinik. Entweder hörten wir den Vorwurf, warum wir nicht besser auf die Patienten aufpassen, warum wir sie zu früh entlassen, und dann wieder Anschuldigungen, daß wir Unschuldige einsperren und zwangsspritzen. Das frustrierte mich sehr, und manchmal wurde ich wirklich wütend.

Aber auch die Klinik selbst frustrierte mich zusehends - um jede Kleinigkeit mußten wir kämpfen! Ich sehe das heute klar vor mir, ich verbrauchte Stunden um Stunden, vom Verschleiß an Energie gar nicht zu reden, nur um einen Wäscheständer für das Badezimmer zu erhalten, damit die Patienten ihre Leibwäsche selbst besorgen konnten! Solche großen und kleinen Frustrationen gab es viele, und sie machten mich immer mehr müde. Es kamen auch immer mehr Spezialisten auf die Station - Ergotherapeut, Sozialarbeiter, Physiotherapeut, Psychologe, und alle wollten ihren Teil zur Betreuung beitragen. Das ist natürlich auch richtig, doch die Kompetenzzuteilungen waren nicht klar, die Grenzen waren verwischt; vielfach wollten diese Therapeuten mit ihren speziellen Therapien nur spezielle Patienten betreuen, während wir bei den übrigen die gleichen Aufgaben erfüllen sollten. Und wenn sie - das kam recht häufig vor - abwesend waren, lagen dann alle die speziellen Aufgaben wieder ganz bei uns, zumindest schien es mir so. Besonders frustrierend erlebte ich die neuen Assistenzärzte. Natürlich waren nicht alle so, aber es gab auch solche, die keine Psychiatrieerfahrungen hatten und trotzdem nicht bereit waren, von unseren Erfahrungen zu profitieren. Ich erinnere mich ganz deutlich an einen dieser Assistenten: Da mußten wir nach jedem Gespräch, das er mit einem Patienten führte, mit dem Patienten selbst noch reden, um ihn wieder aufzurichten, so geknickt war er. Und als wir es dann endlich geschafft hatten, mit diesem Assistenten ein besseres Einvernehmen zu erlangen, ging er wieder...

All dies trug dazu bei, daß ich langsam immer demotivierter, frustrierter und erschöpfter wurde. Die Arbeit schien mir zunehmend sinnloser, ich ertrug die Auseinandersetzungen mit den Patienten und ihre Aggressionen immer schlechter, am liebsten blieb ich im Büro und suchte mir irgendeine administrative Arbeit aus. Ist es nicht paradox? Aber auch in meiner Freizeit konnte ich mich nicht mehr richtig erholen, abends fühlte ich mich zu müde, um auszugehen. Alles, was ich noch wollte, war nichts mehr hören und nichts mehr tun müssen. Ich weiß, ich hätte mich irgendwie um mehr Ausgleich bemühen sollen, aber es fehlte mir einfach die Energie dazu. Eigentlich tat ich schließlich nichts mehr anderes als schlafen, essen und arbeiten, und so isolierte ich mich auch zusehends. Auf der Station wurde ich gereizt, die Patienten waren mir eigentlich gleichgültig, ich wollte, daß man mich in Ruhe läßt. Ich weiß, es ist schlimm, was ich empfand: Auch ihre Leiden berührten mich immer weniger bzw. eigentlich fast nur noch im negativen Sinn, indem sie mir auf die Nerven gingen. Jeden neuen Eintritt empfand ich als eine Belastung. Und als dann auch unser ursprüngliches Stammteam durch Abgänge und Wechsel immer kleiner wurde und die neuen Kollegen mir die alten doch nicht ersetzen konnten, wurde mir die Arbeit fast unerträglich. Ich lehnte alles Neue ab, ertrug mich selbst nicht mehr, so wenig wie alle anderen. Ich konnte es dann nicht mehr aushalten. Es wurde mir klar, ich bin keine gute Psychiatrieschwester mehr und eine schlechte wollte ich nicht sein. Ich konnte es auch in meinen eigenen Augen nicht mehr verantworten, ich sah selbst, daß ich weder den Patienten noch den Mitarbeitern gerecht wurde. Und so hörte ich halt auf.

Ich habe dann ein halbes Jahr Urlaub genommen, versuchte, die Psychiatrie ganz zu vergessen, war auch länger im Ausland, in Australien. Da konnte ich endlich einmal ganz abschalten und mich wiederfinden. - Na ja, jetzt bin ich wieder zurück, die Psychiatrie läßt mich doch nicht los. Ich sehe im Moment wieder alles etwas weniger schlimm und dramatisch. Ob es aber so bleibt? - Ich wünsche mir das, denn irgendwie gefällt mir der Beruf trotz allem. Ob ich es aber lange aushalte? Ich will es hoffen. Aber ich muß zugeben, ganz sicher bin ich nicht."

7 Umgang mit Burnout und präventive Aspekte

Wie kann Burnout bewältigt bzw. vermieden werden? Der erste Schritt bestehe immer in der Analyse der Situation. Dabei gelte es, folgende Fragen zu beantworten: "Welche Umweltbedingungen sind ausschlaggebend? Welche individuellen Bedürfnisse und Ziele werden frustriert? Welche normativen Vorstellungen erweisen sich als unrealistisch und welche als dysfunktional? Welche Informationen fehlen?" u.a.m. Erst in einem zweiten Schritt könne die eigentliche Intervention erfolgen (Burisch 1989). Obwohl zur Art und Weise solcher Interventionen einige Literatur besteht, liegen zur Streß- bzw. Burnoutbewältigung, insbesondere beim Krankenpflegepersonal, noch wenig empirische Untersuchungen vor. Viele Ratschläge erscheinen deshalb wenig fundiert; ohne individuelle Ausrichtung sollen sie nicht ungefährlich sein (Widmer 1988). Ratschläge wie "neue Interessen entwickeln" und "neue Beziehungen eingehen" können den bestehenden Streß sogar intensivieren und Schuldgefühle wecken. Die empfohlenen Interventionen können ganz grob in individuenzentrierte und organisationszentrierte aufgeteilt werden, wobei die individuellen Anstrengungen, von "sich mehr Zeit nehmen" bis zum Stellenwechsel, vorranging sein sollen (Alexander 1980). Sie kommen vor allem dort zum Tragen, wo die Institution bzw. deren Organisation nicht geändert werden kann.

Vom Stellenwechsel abgesehen, besteht die Intervention grundsätzlich darin, ein besseres Bewältigungsverhalten/Coping zu entwickeln (Rapson 1983). Pearlin u. Schooler (1978) unterscheiden ganz allgemein drei Arten von Streßbewältigungsverhalten: 1) Man kann die streßvolle Situation verändern. Dies ist häufig schwierig und erfolgt deshalb selten. 2) Man kann in Prozessen der kognitiven Evaluation die Bedeutung der streßvollen Situation modifizieren, etwa die Situation als weniger schlimm beurteilen. Dies ist die häufigste Art von Coping. 3) Man kann sich den Streßauswirkungen anpassen, etwa nach dem Motto, "mit der Zeit wird es vielleicht besser gehen, jetzt schaue ich lieber fern". Wie die Autoren allerdings ausführten, ist Coping am ehesten im Hinblick auf die Reduktion von Auswirkungen bei familiärem Streß wirksam (Eheprobleme, Probleme mit der Kindererziehung). Der berufliche Streß zeige sich dem Coping weniger zugänglich. Am wirksamsten habe sich beim beruflichen Streß die Manipulation von Zielen und Werten erwiesen, indem zum Beispiel mehr Gewicht auf den Lohn und weniger auf die Arbeitszufriedenheit gelegt werde. Das wichtigste persönliche Charakteristikum, das bei allen Streßarten hilfreich ist, sei die positive Selbsteinstellung, welche aber gerade im beruflichen Streß leicht erschüttert werde. Damit übereinstimmend fand Widmer (1988) keine nennenswerten Zusammenhänge zwischen Bewältigung und Streß einerseits und Bewältigung und Arbeitszufriedenheit andererseits, und Shinn et al. (1984) bestätigten, daß das ausschließlich individuelle Coping (erhöhte Zuwendung zu Familie, Hobbys usw.) beim beruflichen Streß wirkungslos ist, während ein gruppenbezogenes Coping (Unterstützung von Mitarbeitern und Kollegen) sich als effektvoll erwies. Die letzte Copingstrategie, nämlich das institutionelle Coping (z.B. klare Stellendefinition, adäquate Karriereplanung usw.) sei schließlich praktisch inexistent.

7.1 Individuell orientierte Interventionen

Wie bereits ausführlich geschildert, wird dem persönlichen Überengagement beim Entstehen von Burnout oft eine wichtige Rolle zugeschrieben. Es sei entsprechend notwendig, die Motivation für die sozialen Berufe im allgemeinen besser zu untersuchen wie auch die individuelle Motivation des Einzelnen zu klären (Schmidbauer 1982). Es müsse geklärt werden, welche innere Bedeutung die Arbeit im helfenden Beruf für den Einzelnen habe, dies um so mehr, als die Motivation gelegentlich durch ganz persönliche, in der Kindheit wurzelnde Bedürfnisse bestimmmt sei. Ein Bedürfnis, anderen zu helfen, stelle manchmal das Hindernis dar, sich selbst helfen zu lassen und im Falle des drohenden bzw. eingetretenen Burnout Hilfe zu suchen (Jaffe 1986). Zu hohe Erwartungen, die zu Burnout beitragen, müssen allerdings nicht unbedingt aus "neurotischen" Quellen stammen, sondern können aus äußeren Gründen, wie der Anwendung inadäquater Arbeitsmodelle, resultieren. Dies geschehe häufig im Hinblick auf die Betreuung von chronisch Kranken; Behandlungsmodelle, die als Ziel die Beseitigung der Störung, die Lösung von Konflikten und die volle berufliche Rehabilitation vorgeben, sollten deshalb bei der Arbeit mit chronisch kranken, schwer gestörten Patienten durch realistischere Modelle, die bescheidenere Ziele und eine stützende Betreuung anvisieren, ersetzt werden (Allen u. Mendel 1982). Solche Modelle erlauben es, besser zu akzeptieren, daß sich ein Fortschritt manchmal nur langsam einstellt und die Normalisierung des Zustandes häufig nur teilweise gelingt (Lamb 1979).

Im Hinblick auf die direkte Arbeit mit Klienten/Patienten wurde eine distanzierte Anteilnahme empfohlen. Die Betonung liegt dabei sowohl auf der Anteilnahme als auch auf der adäquaten Distanz (Pines et al. 1981), da die zum Burnout disponierten Mitarbeiter dazu neigen würden, sich mit ihren Patienten zu sehr zu identifizieren. Kahn (1978) machte allerdings darauf aufmerksam, daß die empfohlene Vergrößerung der Beziehungsdistanz zum Patienten nicht unproblematisch sei. Wir wissen nämlich nicht gut genug, wie dieser Schritt gelingt, ohne eine Entfremdung und Dehumanisierung in die Beziehung einzuführen. Dennoch liegt es an jedem einzelnen, der in einem helfenden Beruf arbeitet, die eigenen Bedürfnisse nicht zu vergessen, realistische Erwartungen zu hegen, sich eher bescheidenere Ziele zu setzen und eine adäquate zeitliche Perspektive zu entwickeln (Ergebnisse stellen sich in helfenden Berufen häufig eben nicht sofort ein). Ganz besonders wichtig erscheint es, Erfolge und nicht Mißerfolge, den Prozeß und nicht das Ergebnis in den Vordergrund zu stellen (Edelwich u. Brodsky 1984).

Das Individuum steht im Zentrum verschiedener, mehr oder weniger strukturierter Antistreßprogramme, die zum Teil auch zur Burnoutprävention vorgeschlagen worden sind und Relaxationstraining (gegen somatische Beschwerden), Kommunikations- und Durchsetzungstraining (zur Förderung der Durchsetzungsfähigkeit), kognitive Restrukturierung (zur Bekämpfung der inadäquaten Inkompetenzgefühle), Zeitmanagementinstruktionen (zum besseren Umgang mit dem Zeitmangelgefühl), gelegentlich aber auch Körperübungen und sogar nahrungshygienische Empfehlungen umfassen (Warren 1982; Leighton u. Roye 1984; West et al. 1984), und die gelegentlich unter dem Motto, es sei jedermanns Sache, selber für die eigene Gesundheit und das eigene Wohlbefinden zu sorgen (Leighton u. Roye 1984), angepriesen werden. Ein weniger strukturiertes Vorgehen wurde von Richardson u. West (1982) empfohlen: In einer Gruppenarbeit wird ein konkretes Verzeichnis von Aktivitäten und Situationen zusammengestellt, die das Burnoutgefühl auslösen, um anschließend dessen persönliche, organisatorische und Milieu-Ursachen zu identifizieren und Veränderungsmöglichkeiten zu diskutieren.

Pines et al. (1981) unterscheiden vier Typen von vorwiegend individuell ausgerichteten Bewältigungsstrategien, die sich alle auf den Dimensionen "direkt-indirekt" und "aktiv-passiv" befinden. In bezug auf die Burnoutbewältigung erwiesen sich vor allem aktive und direkte Strategien als wirksam: Bemühungen, die streßreiche Situation zu verändern, bestimmte Streßfaktoren zu beeinflussen und eine positive Einstellung einzunehmen. Weniger, aber dennoch wirksam sei auch die direkte passive Strategie, nämlich die streßhaften Elemente der Situation zu ignorieren und die aktive indirekte Strategie, über den Streß zu sprechen bzw. sich selbst zu verändern.

7.2 Settingorientierte Interventionen

Eine wichtige Rolle bei der Bekämpfung bzw. Prävention von Burnout wird einem guten Arbeitsklima zugeschrieben. Es besteht unter anderem darin, daß jeder Mitarbeiter viel soziale Unterstützung von anderen erhält (Pines et al. 1981). Reichliche soziale Interaktionen zwischen den Teammitgliedern ermöglichen auch reichliche gegenseitige Unterstützung (Cherniss 1980). Vor allem an den Teamversammlungen und zu Zeiten besonderer Ereignisse wie Gewalttat oder Suizid eines Patienten (Owen 1989) sollten informelle Kontakte erfolgen, verbunden mit gegenseitigem Austausch und gegenseitiger Unterstützung (Pines u. Maslach 1978).

Eine wichtige stützende Aufgabe kommt der klaren, gleichzeitig aber Autonomiewünsche respektierenden Leitung und nicht zuletzt der Supervision zu (Cherniss 1980). Die Unterstützung seitens der Vorgesetzten scheint vor allem im Hinblick auf die Burnoutdimensionen der subjektiven Leistungszufriedenheit und Entpersönlichung wichtig zu sein (Jackson et al. 1986). Hingegen scheint beim Krankenpflegepersonal der Unterstützung durch Partner und Verwandte im Hinblick auf Burnout keine Bedeutung zuzukommen (Constable u. Russel 1986). Erschwerend wirkt sich allerdings aus, daß die kollegiale Unterstützung, insbesondere dann, wenn sie nötig wäre, nicht erfolge (Pines 1983) bzw. nicht gesucht werde; zu den Hauptcharakteristika von Burnout gehört, daß man sich nicht nur von den Patienten, sondern auch von den Mitarbeitern distanziert (Golembiewski et al. 1986). Die Distanzierung reduziert die Kommunikationshäufigkeit und infolgedessen unter Umständen auch die emotionale Streßbelastung; sie kann somit kurzfristig zu einer Entlastung führen. Durch Distanzierung können aber auch bestehende Konflikte - indem ihnen ausgewichen wird - ungelöst bleiben, so daß sie langfristig unproduktiv ist (Kahn et al. 1984).

Auch einige weitere konkrete Empfehlungen sind eher darauf ausgerichtet, das Setting, das heißt die Arbeitsbedingungen und die Arbeitssituation zu verändern. So wurde von Kahn (1978) empfohlen, in helfenden Berufen die Zeit zu reduzieren, die man direkt mit Klienten/Patienten verbringt. Freudenberger (1975) empfahl, Arbeitsmonotonie und Überstunden zu vermeiden und solche Teamarbeit zu bevorzugen, die es ermöglicht, Erfahrungen, Belastungen und Sorgen mit anderen zu teilen. Innovative Vorschläge, solange sie realistisch sind, sollten ebenso gefördert werden wie eine permanente Fortbildung. Tatsächlich korrelierten Möglichkeiten zur beruflichen Weiterentwicklung positiv mit der Arbeitszufriedenheit, die ihrerseits mit Burnout negativ verbunden war (Penn et al. 1988). Die Förderung der fachlichen, pflegerischen, kommunikativen und interpersonellen Kompetenz ist präventiv nützlich; eine solche Kompetenz macht es auch möglich, einen eigenen sicheren Standpunkt zu erarbeiten und die eigenen Anliegen besser zu formulieren und zu realisieren (Widmer 1988).

7.3 Organisationsorientierte Interventionen

Die vorwiegend auf individuelles Verhalten bezogenen Empfehlungen und Maßnahmen nehmen in der Literatur einen breiten Raum ein, obwohl eigentlich organisations- bzw. institutionsbezogene Burnoutgegenstrategien an erster Stelle genannt werden sollten (Enzmann u. Kleiber 1989). Indessen sind institutionelle Veränderungen häufig nicht realisierbar (Rapson 1983; Edelwich u. Brodsky 1984). Andererseits wurde darauf hingewiesen, daß burnoutpräventive, organisatorische Veränderungen, welche klare Rollendefinitionen, höheres Personalengagement und fortlaufende Prozeßevaluation zur Folge haben, in der heutigen psychiatrischen Klinik durch die zunehmende Dichte der (auch außerinstitutionellen) Interaktionen, steigende Komplexität der institutionellen Strukturen und wachsende Spezifität der Aufgaben geradezu erzwungen werden (Pinchoff u. Mirza 1982).

Organisatorisch werden vor allem klare Strukturen gefordert: Rollen sollten eindeutig definiert werden, Führungsgrundsätze einerseits klar bestimmt sein, andererseits Raum für autonome Entfaltung der Mitarbeiter offen lassen (Cherniss 1980; Maslach u. Jackson 1984). Vorgesetzte sollten dahingehend geschult werden, einen partizipierenden Führungsstil zu entwickeln (Widmer 1988); die Partizipation an Entscheidungsprozessen macht es den Mitarbeitern möglich, die Kontrolle über ihre Arbeitsbedingungen und Arbeitsprozesse aktiv auszuüben (Maslach u. Jackson 1984).

Enzmann u. Kleiber (1989) empfehlen den Institutionen, regelmäßige berufsbegleitende Supervision für ihre Mitarbeiter anzubieten, Weiterbildungsmöglichkeiten zu schaffen und eine Organisationsideologie zu entwickeln, in der ein kooperativer Arbeitsstil vorherrscht. Von Pines u. Maslach (1978) werden folgende praktische institutionelle Veränderungen vorgeschlagen: die Reduktion des Patienten-Betreuer-Verhältnisses, die Verkürzung der Arbeitszeit in helfenden Berufen und die Schaffung einer Arbeitsorganisation, die es den Mitarbeitern ermöglicht, Pausen einzuschalten, um den permanenten Kontakt zu den Patienten zu unterbrechen.

8 Eigene Untersuchung: Ziel und Methodik

8.1 Allgemeine Zielsetzung

Das Ziel unserer Untersuchung besteht darin, Erscheinungsformen und Entstehungsbedingungen des Burnout beim Pflegepersonal einer psychiatrischen Klinik zu untersuchen. Die Wahl des Pflegepersonals als Zielgruppe der Untersuchung erfolgte nicht zufällig. Wie Büssing (1985) ausführte, zeigen Fallstudien, daß das Pflegepersonal großen kognitiven und psychischen Belastungen ausgesetzt ist: Krankenpflege stelle eine komplexe Tätigkeit mit ständigen Aufgaben- und Anforderungswechseln dar, welche eine hohe Konzentration erfordert, häufig unter Zeitdruck ausgeübt wird und, da der Umgang mit Kranken, Leidenden, schwer Gestörten und Sterbenden erfolgt, psychisch und physisch belastet. Unter den Ärzten gehören, wie bereits erwähnt, die Psychiater zu den besonders burnoutexponierten (Olkinuora et al. 1990), und an Ärzten wurde ebenfalls gezeigt, daß die Arbeit mit hospitalisierten psychiatrischen Patienten besonders anstrengend ist (Leibenluft et al. 1989). Das Pflegepersonal, das in psychiatrischen Institutionen arbeitet, dürfte indessen im Hinblick auf Burnout noch exponierter sein als die Ärzte; Krankenschwestern und Krankenpfleger verbringen wesentlich mehr Zeit in direktem Kontakt mit den Patienten, sie stehen physisch den Patienten näher, häufig werden sie viel unmittelbarer und gefühlsmäßiger in Interaktionen mit Patienten einbezogen. Auf die Burnoutgefahr in der Krankenpflege ist aufmerksam gemacht worden (Shubin 1978), und in einer empirischen Untersuchung wurde belegt, daß psychiatrisches Pflegepersonal ein wesentlich höheres Ausmaß an Burnout aufweist als Angehörige anderer mit psychiatrischen Patienten arbeitenden Berufe wie Sozialarbeiter, Psychologen und Psychiater (Cacciacarne et al. 1986). Dies steht übrigens in Übereinstimmung mit der Feststellung von Kahn (1978), daß die Intensität der Streßauswirkungen ("strain") negativ mit der Stellung des Berufes auf der beruflichen sozioökonomischen Statusskala korreliert. Die Absicht, Burnout beim in der intramuralen Psychiatrie arbeitenden Pflegepersonal zu untersuchen, erscheint um so gerechtfertigter, als die Intensität von Burnout von den Vorgesetzten offensichtlich erheblich unterschätzt zu werden pflegt (Purdy et al. 1987).

Die Studie soll zunächst darüber Auskunft geben, ob und gegebenenfalls in welchem Ausmaß die Mitarbeiter der Psychiatrischen Universitätsklinik (PUK) Bern häufiger Anzeichen des Burnout aufweisen als Probanden der in die Untersuchung einbezogenen Kontrollgruppen. Darüber hinaus sollen einige potentielle Faktoren untersucht werden, die das Erscheinungsbild bzw. das Auftreten des Burnoutsyndroms beeinflussen können. Diesbezüglich sollen die vorliegenden Literaturresultate überprüft und vertieft werden. Schließlich wollen wir aus den Resultaten Schlußfolgerungen ziehen und eventuelle Maßnahmen zur Verbesserung des Ist-Zustandes vorschlagen. Dabei haben wir uns einerseits bemüht, möglichst viele potentielle Einflußgrößen zu berücksichtigen, andererseits die Probanden nicht zu überfordern. Das Ausmaß der Untersuchung durfte somit das maximal Zumutbare nicht überschreiten.

Da unsere Untersuchung primär am psychiatrischen Pflegepersonal (bzw. am psychiatrischen Pflegepersonal der PUK Bern) durchgeführt wurde, sollen hier zunächst die Tätigkeit der Psychiatrieschwester/des Psychiatriepflegers und deren Rahmenbedingungen kurz skizziert werden: Die Ausbildung in der psychiatrischen Krankenpflege dauert zur Zeit drei Jahre und schließt mit einem Diplom ab. Da das Pflegepersonal den gesamten Tagesablauf auf einer Abteilung gewährleistet, sind die Arbeitszeiten unregelmäßig und decken sieben Tage in der Woche und 24 Stunden des Tages ab. Zur Zeit der Untersuchung arbeiteten die Pflegenden zirka achteinhalb Stunden pro Tag, und die meisten verrichteten in der Regel alle Dienste, das heißt den Tagdienst (vorwiegend Vormittagsdienst mit einer kurzen oder Vor- und Nachmittagsdienst mit einer langen Mittagspause), Spätdienst (Nachmittagsdienst) und den Nachtdienst, auch wenn für den letzten auf den meisten Stationen Dauernachtwachen eingesetzt werden konnten. Bei einer 42-Stunden-Woche ergibt sich Anspruch auf acht bis zehn freie Tage pro Monat, wobei die Zahl von sieben nacheinanderfolgenden Arbeitstage nicht überschritten werden sollte und die Pflegenden bis zu einem bestimmten Grad ihre Freitage selbst wählen können.

Der Pflegedienst gewährleistet, daß die Organisation der Struktur des Tagesablaufes auf der Abteilung zu jeder Zeit aufrechterhalten wird und das Abteilungsregime und die Abteilungsregeln eingehalten werden. Zu den weiteren Aufgaben gehört häufig die Durchführung der Beschäftigungstherapie auf der Abteilung, die Durchführung von medizinischen Maßnahmen, unter ihnen nicht zuletzt Medikamentenabgabe und Kontrolle der Medikamenteneinnahme. Zu den Aufgaben gehören natürlich auch die pflegerische Tätigkeit im engeren Sinne und die vorrangige Aufgabe der konstanten Betreuung der Patienten mit permanenter Kontakt- und Gesprächsbereitschaft. Administrative Aufgaben müssen erledigt, Schülerausbildung durchgeführt werden. Die gesamte Tätigkeit entfaltet sich in einer engen interdisziplinären Zusammenarbeit, zum Teil unter der fachlichen Leitung der Ärzte. Die Zusammenarbeit bezieht sich aber auch auf paramedizinische Berufe und Verwaltung.

Je nach Bereich - Intensivbehandlung, Suchtbehandlung, Rehabilitation und gerontopsychiatrischer Bereich - variiert dann die Zahl der zu jeweiligen Tageszeiten im Einsatz stehenden Mitarbeiter, die Priorität ihrer Aufgaben und der Charakter ihrer Arbeit. So müssen zum Beispiel auf den Intensivbehandlungsstationen den ganzen Tag über gleichmäßig viele Mitarbeiter anwesend sein, schon weil auch Patienten zu jeder Zeit eintreten können. Das Tempo und die Intensität der Arbeit sind hoch; Kontakte müssen schnell geknüpft und Beziehungen hergestellt werden, aber auch Trennungen gehören zum Alltag. Unvorhergesehenes muß einkalkuliert, aufkeimende Spannungen müssen erkannt werden, hohe Reaktionsbereitschaft ist erforderlich. Die schützende, die stützende und die strukturierende Funktion des Abteilungsmilieus kommen besonders zur Geltung. Der Tagesablauf im Suchtbehandlungsbereich ist noch strukturierter. Die Patienten verbringen noch mehr Zeit auf der Abteilung selbst, die Abteilungstherapie erhält deshalb einen hohen Stellenwert. Eine gute Teamzusammenarbeit, klare Kommunikation im Team und auf der Abteilung im allgemeinen, hohe Transparenz aller Regeln und aller Aufgaben bilden die Voraussetzungen einer reibungslosen Arbeitsbewältigung. Von den Pflegenden wird eine hohe Selbständigkeit, Bereitschaft zur Verantwortungsübernahme und Kooperationsfähigkeit verlangt. Im Gegensatz zu den anderen Bereichen steht auf den Rehabilitationsabteilungen einerseits mehr Zeit zur Verfügung, andererseits bekommt der Beziehungsaspekt der Betreuung ein besonders großes Gewicht. Der Einsatz des Pflegepersonals richtet sich auf den Rehabilitationsabteilungen nach der Anwesenheit der Patienten auf der Station; die Mehrzahl der Patienten ist tagsüber die meisten Zeit abwesend, weil diese Patienten in internen Ateliers beschäftigt sind oder bereits auswärts arbeiten. Geduld, Betreuungskonstanz und das Gespür für das richtige Maß der Belastung der Patienten sind hier von besonderer Wichtigkeit. Das Abteilungsmilieu muß derart gestaltet werden, daß sich die Patienten geschätzt wissen, Entfaltungsmöglichkeiten finden und maßvoll aktiviert werden. Auf den gerontopsychiatrischen Pflegeabteilungen ist vor allem am Morgen eine hohe Präsenzdichte der Mitarbeiter notwendig, um die Patienten aufzunehmen und die tägliche Körperpflege zu verrichten. Wie auf den Rehabilitationsabteilungen dürfte auch hier das Tempo der Abläufe wohl etwas geringer und der Tagesablauf viel besser voraussehbar und planbar sein. Die stützende Milieufunktion und die pflegerischen Aufgaben im engeren Sinne spielen hier dagegen eine unvergleichbar große Rolle.

8.2 Fragestellung

Die Zielsetzung läßt sich in folgende Fragen zum Burnoutsyndrom aufgliedern:

8.2.1 Unterschiede im Ausmaß von Burnout in verschiedenen Stichproben

Mit Hilfe bewährter Burnoutinstrumente wie dem Maslach Burnout Inventory MBI (Maslach u. Jackson 1981) und dem Tedium Measure TM (Pines et al. 1981) wurde das Ausmaß der Burnoutgefährdung bzw. des Burnout beim gesamten diplomierten und nicht diplomierten Pflegepersonal der PUK Bern zu erfassen versucht. Außerdem untersuchten wir das Pflegepersonal einer anderen psychiatrischen Klinik (PK), das Pflegepersonal eines somatischen Krankenhauses und schließlich das Personal einer nichtmedizinischen Einrichtung. Da für die untersuchten Gruppen keine zuverlässigen MBI- und TM-Standardwerte vorliegen, war von Anfang an klar, daß über das absolute Ausmaß von Burnout, etwa im Sinne der genauen Zahl der von Burnout betroffenen Mitarbeiter, keine Aussagen erwartet werden können. Die Erhebung sollte indessen Auskunft darüber geben können, ob in psychiatrischen Kliniken die Häufigkeit bzw. der Ausprägungsgrad des Burnoutsyndroms größer oder kleiner ist als in einem somatischen Krankenhaus bzw. ob seine Häufigkeit in medizinischen Einrichtungen größer ist als in einem nichtmedizinischen Betrieb.

Es erwies sich übrigens als schwierig, Institutionen zu finden, die bereit waren, sich an der Untersuchung zu beteiligen. Viele verweigerten die Teilnahme, weil sie an ähnlichen oder anderen Untersuchungen bereits partizipiert hatten oder sich von der Untersuchung keine besonderen Vorteile versprachen. Immerhin konnten wir schließlich eine kantonale psychiatrische Klinik, ein Bezirkskrankenhaus und ein Berner Kaufhaus zur Mitarbeit bewegen.

Insgesamt beteiligten sich also vier Institutionen an unserer Untersuchung. An dieser Stelle wollen wir sie einzeln kurz vorstellen und charakterisieren.

PUK Bern

Die Psychiatrische Universitätsklinik (PUK) Bern bildet einen Teil des Psychiatriedepartements der Berner Universität, das sich zur Zeit - neben der PUK - aus der Psychiatrischen Universitätspoliklinik (mit psychiatrischer Ambulanz, Notfalldienst, Konsiliardienst für Universitätsspital und Psychotherapiestation), der Sozialpsychiatrischen Universitätsklinik (mit Ambulatorien, Krisenintterventionsstation, Tagesklinik, gerontopsychiatrischem Tageszentrum, Wohnheim und geschützter Werkstätte) und der Kinder- und Jugendpsychiatrischen Universitätsklinik konstituiert. Die PUK Bern ist eine der fünf Schweizer psychiatrischen Universitätskliniken und erfüllt als solche universitäre Aufgaben in Lehre und Forschung sowie auch eine Aufgabe in der Versorgung. An der PUK werden dementsprechend Medizin- und Psychologiestudenten ausgebildet, der Klinik ist auch eine Schule für psychiatrische Krankenpflege angeschlossen. Die PUK verfügt über eine Forschungsabteilung, die neben den eigenen Forschungsprojekten, vor allem aus dem Schizophreniebereich, größtenteils methodisch, zum Teil aber auch personell, Mitarbeiter der übrigen Klinik in ihren wissenschaftlichen Projekten unterstützt. Auf dem Versorgungsgebiet gewährleistet die PUK eine uneingeschränkte psychiatrische intramurale Versorgung einer geographisch definierten Region mit über 380000 Einwohnern. Wie in der Schweiz üblich, und im Gegensatz etwa zu den Universitätskliniken in Deutschland, kann die PUK Bern keine Patientenauslese vornehmen und auch keinen Patienten, der einer psychiatrischen Hospitalisation bedarf, abweisen. Zur Hospitalisation gelangt also das gesamte Spektrum aller psychiatrischen Krankheiten bzw. Störungen, inklusive chronische, oligophrene, pflegebedürftige usw. Patienten. Der Direktion unterstellt, im übrigen aber eigenständig geführt, waren zur Zeit der Untersuchung auch eine Abteilung für forensische Psychiatrie und das Berner hirnanatomische Institut.

Im Jahre 1989, dem Jahr unserer Untersuchung, verfügte die Klinik über gut 410 Betten, die im Durchschnitt zu 90% belegt waren. Es wurden in jenem Jahr insgesamt 1320 Eintritte registriert; die durchschnittliche Aufenthaltsdauer betrug unter Einbeziehung von allen, auch chronisch Kranken und gerontopsychiatrischen Langzeitpatienten, 95 Tage. Die Population der in der PUK hospitalisierten Patienten setzte sich diagnostisch unter Berücksichtigung der Hauptdiagnosen vor allem aus Patienten mit organischen Störungen (9%), Störungen des schizophrenen Formenkreises (26%), affektiven Psychosen (5%), neurotischen, psychosomatischen und reaktiven Störungen (13%), Alkohol-, Medikamenten- und Drogenabusus und -abhängigkeit (34%) und Persönlichkeitsstörungen (5%) zusammen, wobei die letztere Diagnose, vor allem als Zweitdiagnose, bei über 40% der Patienten gestellt wurde. Die aufgeführten Prozentsätze weisen übrigens darauf hin, daß sich in jenem Jahr der Trend zu einem Wandel in der Zusammensetzung der klinischen Patientenpopulation, den wir zuvor in einer Untersuchung hatten feststellen können (Modestin u. Lerch 1989), fortgesetzt hat: Im Vergleich zu den vorangegangenen Jahren kamen noch weniger Patienten mit organischen Störungen, mit neurotischen, psychosomatischen und reaktiven Störungen zur Aufnahme.

Die Klinik selbst ist in vier größere Bereiche unterteilt:

1) Intensivbehandlungsbereich mit drei Aufnahmestationen für Akutkranke mit insgesamt zirka 60 Betten,
2) Bereich für Suchtkranke mit Behandlungsabteilung für Alkohol und Medikamentenabhängige wie auch für Drogenabhängige mit insgesamt zirka 40 Betten,
3) Rehabilitationsbereich für Patienten, bei welchen eine mittel- oder langfristigere Rehabilitation indiziert ist, wie auch für Langzeitkranke mit insgesamt zirka 180 Betten,
und schließlich
4) gerontopsychiatrischer Bereich mit zirka 130 Betten.

Entsprechend ihren vielfältigen Aufgaben ist die Klinik mit 46 Ärzten und 21 anderen akademischen Mitarbeitern personell dotiert. In der Pflege waren im Erhebungsjahr 293 Personen tätig, von ihnen 61% Frauen; viele in der Pflege tätige Mitarbeiter waren allerdings nur teilzeitbeschäftigt. In der gesamten Klinik waren insgesamt fast 800 Angestellte tätig.

Kantonale psychiatrische Klinik

Bei der zur Mitarbeit bereiten psychiatrischen Klinik handelt es sich um eine kantonale psychiatrische Klinik eines deutschsprachigen Kantons. Die primäre Aufgabe der kantonalen PK besteht in der vollen intramuralen Versorgung aller Patienten, die im Kanton wohnen und die eine psychiatrische Hospitalisation nötig haben. Im Hinblick auf diese Versorgungsaufgabe erfüllen also beide, die PUK und die kantonale PK, eine identische Rolle. Die Art der aufgenommenen und behandelten Patienten dürfte sich somit im großen und ganzen kaum voneinander unterscheiden. Eine diagnostische Aufgliederung der behandelten Patienten bestätigt diese Annahme: In der kantonalen PK wurden im Erhebungsjahr Patienten mit organischen Störungen (10%), mit Störungen des schizophrenen Formenkreises (30%), mit affektiven Psychosen (5%), mit neurotischen, psychosomatischen und reaktiven Störungen (16%), mit Alkoholismus (24%) und Persönlichkeitsstörungen (8%) behandelt, wobei auch bei dieser Aufstellung jeweils die Hauptaustrittsdiagnose berücksichtigt und die Diagnostik nach der 9. Revision der Internationalen Klassifikation von Krankheiten (ICD-9) vorgenommen wurde.

Die kantonale PK verfügt außer dem stationären Bereich auch über einen ambulanten psychiatrischen Dienst, der die Nachbetreuung entlassener Klinikpatienten und die konsiliarische Tätigkeit, vor allem am Landeskrankenhaus (Kantonsspital), zur Aufgabe hat. Wie bei der PUK ist auch an der kantonalen PK eine Schule für psychiatrische Krankenpflege angeschlossen. Die kantonale PK gewährleistet die volle psychiatrische intramurale Versorgung einer geographisch definierten Region mit nicht ganz 80000 Einwohnern. Im Untersuchungsjahr standen der kantonalen PK zirka 160 Betten zur Verfügung, wobei sich diese auf einen Akut- und Rehabilitationsbereich (55 Betten), Langzeitbehandlungsbereich (45 Betten) und gerontopsychiatrischen Bereich (60 Betten) aufteilten. Auch die Betten der kantonalen PK waren gut belegt, die Belegung betrug insgesamt 88%, der gerontopsychiatrische Bereich war sogar mit 107% überbelegt. Im Untersuchungsjahr kamen zirka 340 Patienten zur Aufnahme: 63% waren männlichen Geschlechts, bei 46% handelte es sich um Erstaufnahmen, bei den übrigen um Rehospitalisationen. Auch in der kantonalen PK blieben die meisten der aufgenommenen Patienten nur relativ kurz: Mehr als ein Drittel konnten innerhalb von zwei Wochen, 70% innerhalb von drei Monaten wieder entlassen werden. Nur 14% der im Untersuchungsjahr entlassenen Patienten waren chronisch kranke Patienten mit einer Hospitalisationsdauer von über einem Jahr.

In der kantonalen PK waren im stationären Bereich insgesamt sieben Ärzte tätig, die Zahl der in der Pflege tätigen Mitarbeiter inklusive Teilzeitbeschäftigten betrug 110. Insgesamt beschäftigte die ganze kantonale PK 171 Angestellte. Wie ersichtlich, ist also die kantonale PK im Vergleich zur PUK personell weniger gut dotiert, insbesondere auch was die Zahl der akademischen Mitarbeiter anbelangt. Beizufügen ist, daß in der PUK anfangs der 80er Jahre, nach Antritt des neuen Direktors, ein durchgreifender Modernisierungsschub einsetzte. Die in die Studie miteinbezogene kantonale PK war hingegen zum Zeitpunkt der Untersuchung seit vielen Jahren vom gleichen Direktor im traditionellen Stil geführt worden.

Bezirkskrankenhaus

Das von uns angefragte und sich an der Untersuchung beteiligende Bezirkskrankenhaus wird von einem öffentlich-rechtlichen Gemeindeverband getragen und vom Kanton Bern finanziell unterstützt. Im erwähnten Gemeindeverband haben sich sechs Gemeinden des Kantons Bern mit insgesamt zirka 16000 Einwohnern zusammengeschlossen. Das Bezirkskrankenhaus ist ein Allgemein- bzw. Akutkrankenhaus mit einem gemischten Betrieb, und es ist für die medizinische Krankenhausgrundversorgung des Bezirks bzw. der sechs Gemeinden zuständig.

Insgesamt verfügt das Krankenhaus über 47 Akutbetten und 8 Betten für chronisch Kranke. Die Abteilungen werden gemischt belegt, es gibt indessen je einen Chefarzt für Innere Medizin, Allgemeine Chirurgie und Gynäkologie mit Geburtshilfe. Den Chefärzten sind zusammen drei Assistenzärzte unterstellt, am Bezirkskrankenhaus sind aber außerdem auch Belegärzte tätig: Frei praktizierende Ärzte, die ihre Patienten im Bezirkskrankenhaus selbständig behandeln. Am Bezirkskrankenhaus wird einzelnen Medizinstudenten im Praktikum klinischer Unterricht erteilt, das Bezirkskrankenhaus dient ebenfalls als Ausbildungsstätte bzw. Praktikumsstelle für Schülerinnen in der allgemeinen Krankenpflege, in der praktischen Krankenpflege und für Hebammen sowie für übrige Berufsgruppen inklusive paramedizinische Berufe.

Im Jahre unserer Untersuchung wurden am Bezirkskrankenhaus über 850 Eintritte registriert; 27% von ihnen internmedizinisch, 36% chirurgisch und 37% für Gynäkologie und Geburtshilfe. Die durchschnittliche Aufenthaltsdauer am Bezirkskrankenhaus betrug 24 Tage bei internmedizinischen Patienten, 15 Tage bei chirurgischen Patienten und 7 Tage bei Patientinnen der Gynäkologie und Geburtshilfe. Im Bezirkskrankenhaus waren insgesamt fast 140 Mitarbeiter beschäftigt, von ihnen 110 Frauen. Allein in der Pflege waren 66 Personen tätig, fast ausschließlich Frauen.

Berner Kaufhaus

Beim Kaufhaus, dessen Mitarbeiter ebenfalls in unsere Untersuchung miteinbezogen werden konnten, handelt es sich um die typische, mittelgroße Stadtfiliale eines großen Einrichtungsunternehmens, das insgesamt über 20 Filialen verfügt. Zur Zeit unserer Erhebung waren in der Berner Filiale insgesamt 47 Angestellte tätig, die meisten, zirka 40, direkt im Verkauf, die übrigen in der Administration, in der Werkstatt und im Putzdienst. Das volle Arbeitspensum betrug 42½ Stunden pro Woche, die Arbeitszeiten waren regelmäßig, zirka die Hälfte der Mitarbeiter war nur teilzeitbeschäftigt.

Die Arbeit im Kaufhaus wird von den Mitarbeitern selbst aufgrund einer informell abgegebenen Auskunft als sehr belastend erlebt; man müsse auch bestimmte persönliche Charakteristika wie Durchhaltewillen, Einfühlungsvermögen und ein großes Maß an Extraversion bzw. "Verkaufstalent" haben, um die Tätigkeit erfolgreich auszuführen. Die Neuankömmlinge würden entweder relativ rasch wieder weggehen, oder man bleibe dann längerfristig dabei. Die Belastung leitet sich davon ab, daß man mit einer sehr heterogenen Kundschaft konfrontiert werde und nicht selten die Funktion eines "Blitzableiters" übernehmen müsse. Dabei spiele eine wesentliche Rolle, daß es sich bei den Einkäufen meistens um größere Anschaffungen handelt, die vom Kunden stets gut überlegt werden. Der Erfolg sei also auch wesentlich vom Geschick des Mitarbeiters abhängig. Dabei wirke sich besonders streßvoll aus, daß die Höhe des Lohns vom Provisionsertrag abhängig ist und daß gelegentlich recht große monatliche Schwankungen in der Höhe eines Monatslohns in Kauf genommen werden müssen. Zur Zeit der Erhebung seien mindestens die Hälfte, wenn nicht zwei Drittel der Lohnsumme von der Provision abhängig gewesen. Dazu kommt, daß das Arbeitspensum von Tag zu Tag, ja von Stunde zu Stunde sehr differieren könne und irgendeine Planung der Arbeit so gut wie ausgeschlossen sei, da das anfallende Arbeitspensum absolut nicht voraussehbar sei. Man müsse eben viel improvisieren. Die gesamtwirtschaftlichen Schwankungen würden sich indessen dank der besonderen Struktur der Berner Bevölkerung weniger bemerkbar machen als anderswo.

8.2.2 Spezifität des Burnoutsyndroms

Die Spezifität des Burnoutsyndroms wurde mit Hilfe des bereits erwähnten Vergleiches der medizinischen mit einer nichtmedizinischen Einrichtung untersucht; außerdem wurden die Burnoutskalen mit der Beschwerdenliste BL (von Zerssen 1983) verglichen, die subjektive Beschwerden des Probanden erfaßt und gänzlich unabhängig vom Burnoutkonzept konstruiert wurde. Sollte es sich beim Burnout wirklich um ein spezifisches, für helfende Berufe charakteristisches Syndrom handeln, dann müßten die in medizinischen Einrichtungen tätigen Mitarbeiter höhere Burnoutwerte erreichen als Mitarbeiter nichtmedizinischer Einrichtungen. Auch müßten die Werte der beiden Burnoutskalen höher untereinander als mit den Werten der Beschwerdenliste korrelieren. Wie die beiden Burnoutinstrumente wurde auch die Beschwerdenliste allen in die Untersuchung einbezogenen Probanden vorgelegt.

8.2.3 Rolle der demographischen Variablen

Mit Hilfe eines selbst konstruierten Fragebogens wurden die wichtigsten demographischen Daten erfaßt und zu den Burnoutwerten in Beziehung gesetzt. Wie die Literaturübersicht (s. Abschn. 3.2) zeigt, waren zumindest in einigen Untersuchungen demographische Variablen wie Alter, Zivil- und Familienstand im Hinblick auf das Burnoutsyndrom von Bedeutung. Auch dieser Fragebogen wurde allen in die Untersuchung einbezogenen Probanden vorgelegt.

8.2.4 Beziehung zwischen Burnout und Einstellung zur Psychiatrie und Abteilungsatmosphäre

Die Einstellung zur Psychiatrie bzw. zur psychischen Erkrankung wurde mit Hilfe des Fragebogens "Community Attitudes toward the Mentally Ill" CAMI (Taylor u. Dear 1981) untersucht; das soziale Klima auf den einzelnen Psychiatrieabteilungen wurde mit Hilfe des Stationsbeurteilungsbogens SBB (Engel et al. 1983) erfaßt. Beide Instrumente wurden nur den Mitarbeitern der PUK Bern und der kantonalen PK vorgelegt. Wir nahmen an, daß das Burnoutsyndrom mit der Atmosphäre auf der Abteilung und der Einstellung der Probanden zur Psychiatrie im allgemeinen zusammenhängen könnte. Die breite Anwendung dieser Skalen ermöglichte nicht nur einen Vergleich zwischen den beiden psychiatrischen Kliniken, sondern auch einen Vergleich zwischen einzelnen Abteilungen bzw. Bereichen innerhalb einer Klinik.

8.2.5 Entstehungsbedingungen des Burnout

Zur weitergehenden Abklärung der Entstehungsgenese des Burnout wurden nur Mitarbeiter der PUK Bern einbezogen, und zwar solche, bei denen mit Hilfe des Burnoutfragebogens TM hohe bzw. niedrige Werte festgestellt worden waren. Als hohe bzw. niedrige Werte wurden solche definiert, die sich im oberen bzw. unteren Drittel einer alle Werte umfassenden Skala befanden. Dieser Teil der Studie untersuchte folgende mögliche Burnoutentstehungsbedingungen:

8.2.5.1 Individuelle Bedingungen

Mit Hilfe des Münchener Persönlichkeitstests MPT (von Zerssen et al. 1988) wurden einige Persönlichkeitsdimensionen geprüft und in Beziehung zum Burnoutsyndrom gesetzt. Mit Hilfe der Lebensereignisliste LE (Paykel et al. 1976) wurden die in den letzten sechs Monaten vorgekommenen belastenden Lebensereignisse erfaßt. Wir nahmen an, daß die Entstehung des Burnoutsyndroms beim psychiatrischen Pflegepersonal durch bestimmte Persönlichkeitscharakteristika begünstigt wird und hielten es für möglich, daß auch unspezifische, arbeitsunabhängige aber belastende Lebensereignisse zu der Entwicklung des Syndroms beitragen könnten.

8.2.5.2 Arbeitsbedingungen

Die Arbeitsbedingungen wurden mit Hilfe des Fragebogens zur Subjektiven Arbeitsanalyse SAA (Alioth u. Udris 1980) erfaßt, die Beziehungen unter den Mitarbeitern und zwischen den Mitarbeitern und ihren Vorgesetzten wurden mit Hilfe der Skala für Soziale Stressoren am Arbeitsplatz SSSA (Frese u. Zapf 1987) untersucht. Die einzelnen Aspekte der Arbeitssituation bzw. das Ausmaß der sozialen Stressoren am Arbeitsplatz wurden wiederum zum Vorkommen bzw. zum Ausprägungsgrad des Burnoutsyndroms in Beziehung gesetzt. Andere, mit den applizierten Instrumenten eventuell nicht erfaßte Aspekte der Arbeitssituation, die in bezug auf das Burnoutsyndrom von Bedeutung sein könnten, wurden mit Hilfe eines offenen Interviews erfragt. Es ging darum, die Rolle der Arbeitsbedingungen zu überprüfen und die wichtigsten, mit Burnout zusammenhängenden, arbeitsbezogenen Faktoren zu identifizieren.

8.2.5.3 Soziale Unterstützung außerhalb des Arbeitsplatzes

Das Ausmaß der sozialen Unterstützung außerhalb des Arbeitsplatzes wurde mit Hilfe des "Arizona Social Support Interview Schedule" ASSIS (Barrera et al. 1981) untersucht und mit Burnout in Beziehung gesetzt. Die Aussagen der Literatur, derzufolge eine solche Unterstützung auf Burnout keinen maßgebenden Einfluß ausübe, sollten überprüft werden.

8.2.6 Einfluß von Burnout auf die Pflegepersonalfluktuation

Mit Hilfe eines semistrukturierten Interviews wurde der Frage nachgegangen, was einen Mitarbeiter veranlaßt, die Klinik bzw. das Arbeitsfeld Psychiatrie überhaupt zu verlassen. Alle diplomierten Schwestern/Pfleger, die zwischen Januar 1984 und Juni 1989 die PUK Bern verlassen hatten, nicht wieder zurückgekommen waren und deren Aufenthaltsort hatte eruiert werden können, wurden, meistens telefonisch, zu den Gründen ihres Austrittes befragt, um zu erfahren, ob die Austritte eventuell auch mit dem Burnoutsyndrom in Zusammenhang gebracht werden könnten bzw. ob die Faktoren, die die Mitarbeiter zur Kündigung ihrer Stelle veranlaßt hatten, die gleichen sind, die auch zum Burnout führen.
    Eine Übersicht über die untersuchten Stichproben und die angewendeten Untersuchungsinstrumente - welche im nächsten Kapitel vorgestellt werden - findet sich in Tabelle 1. In dieser Tabelle werden die Zahlen der jeweils untersuchten Probanden angegeben. Die Prozentsätze kennzeichnen die effektive auswertbare Rücklaufquote.

Tabelle 1. Übersicht der untersuchten Stichproben und der jeweils angewendeten Untersuchungsinstrumente

Institution	PUK Bern			Kantonale PK	Bezirkskrankenhaus	Berner Kaufhaus
Zielpopulation	Gesamtes Pflegepersonal	Untergruppe "Extremfälle"	Austritte 1984-1989	Gesamtes Pflegepersonal	Gesamtes Pflegepersonal	Alle Angestellten
Gesamtzahl n	293	96	186	110	66	47
Untersucht n (%)	162 (55)	62 (65)	101 (54)	31 (28)	36 (55)	28 (60)
Demograph	+	+		+	+	+
TM + MBI	+	+		+	+	+
BL	+	+		+	+	
SBB	+	+		+		
CAMI	+	+				
SAA + SSSA		+				
MPT + LE		+				
ASSIS		+				
Offenes Interview						
Semistrukturiertes Interview			+			

Untersuchungsinstrumente:
Demograph Demographischer Fragebogen (selbst konstruiert)
TM Tedium Measure (Pines et al. 1981)
MBI Maslach Burnout Inventory (Maslach u. Jackson 1981)
BL Beschwerdenliste (von Zerssen 1973)
SBB Stationsbeurteilungsbogen (Engel et al. 1983)
CAMI Community Attitudes toward the Mentally Ill (Taylor u. Dear 1981)
SAA Fragebogen zur Subjektiven Arbeitsanalyse (Alioth u. Udris 1980)
SSSA Skala für Soziale Stressoren am Arbeitsplatz (Frese u. Zapf 1987)
MPT Munich Personality Test (von Zerssen et al. 1988)
LE Lebensereignisliste (Paykel et al. 1976)
ASSIS Arizona Social Support Interview Schedule (Barrera 1981)

8.3 Die angewendeten Instrumente

8.3.1 Maslach Burnout Inventory (MBI)

Das MBI wurde von Maslach u. Jackson (1981, 1986) konstruiert; wir verwendeten die deutsche Übersetzung von Büssing (Büssing u. Perrar 1989). Der Fragebogen enthält 22 Fragen, die in zwei Dimensionen zu beantworten sind: einerseits beziehen sich die Fragen auf die Intensität, andererseits auf die Häufigkeit, wobei in beiden Fällen die Abschätzung auf einer fünfstufigen Skala erfolgt, die von "sehr schwach" bis "sehr stark" bzw. von "sehr selten" bis "sehr oft" reicht. Gemäß Maslach u. Jackson (1986) besteht zwischen den beiden Dimensionen eine recht gute durchschnittliche Korrelation von 0,56, so daß die Autoren nun nur die Häufigkeit bestimmen. Andere Autoren (Büssing u. Perrar 1989) bedienten sich nur des Intensitätswertes; wir selber haben einen Durchschnitt aus dem Intensitäts- und Häufigkeitswert gebildet. In einer Überprüfung wurden zwischen den beiden Dimensionen Korrelationen von 0,67 bis 0,83 bestätigt (Stout u. Williams 1983). Die Gütekriterien der Skala wurden von Enzmann u. Kleiber (1989) ausführlich diskutiert, zumindest die Subskala "Emotionale Erschöpfung" hat sich als valide erwiesen (Rafferty et al. 1986).

Das MBI untersucht drei mit Hilfe der Faktorenanalyse empirisch abgeleitete Aspekte des Burnout:

1. Die Skala *emotionale Erschöpfung* mißt mit 9 Fragen Gefühle des emotionalen Überlastetseins, zum Beispiel "Den ganzen Tag mit Menschen zu arbeiten, ist für mich wirklich eine Belastung".
2. Die Skala Depersonalisierung bzw. *Entpersönlichung* erfaßt mit 5 Fragen die sich verschlechternde Beziehung zum Patienten, zum Beispiel "Ich habe das Gefühl, daß ich manche Patienten so behandle, als wären sie unpersönliche Objekte".
3. Die Skala *Leistungszufriedenheit* schließlich erfaßt mit 8 Fragen das Maß der subjektiven Zufriedenheit mit der eigenen geleisteten Arbeit, zum Beispiel "Ich habe in meinem Beruf viele wertvolle Dinge erreicht".

Maslach u. Jackson (1986) ermittelten die Durchschnittswerte von 730 "mental health workers": 16,9 ± 8,9 für emotionale Erschöpfung, 5,7 ± 4,6 für Entpersönlichung und 30,9 ± 6,4 für Leistungszufriedenheit. Dabei fällt auf, daß diese Durchschnittswerte niedriger liegen als bei einigen anderen Berufssparten wie Lehrer, in Sozialdiensten und Medizin Tätige. Hohe Burnoutwerte sind diejenigen, die sich im oberen Drittel der jeweiligen Normverteilung befinden; für die erwähnte Stichprobe der "mental health workers" sind sie 21 oder mehr für emotionale Erschöpfung, 8 oder mehr für Entpersönlichung und 28 oder weniger für Leistungszufriedenheit (inverse Skala). Hohe Werte in den Skalen emotionale Erschöpfung und Entpersönlichung und tiefe Werte bei der Messung der Leistungszufriedenheit indizieren ein hohes Burnout. Einerseits korrelieren die drei Aspekte des Burnout untereinander: Die Korrelationskoeffizienten betragen, wie von Maslach u. Jackson (1986) bzw. Golembiewski et al. (1986) angegeben, im Hinblick auf emotionale Erschöpfung und Entpersönlichung 0,52 bzw. 0,55, im Hinblick auf emotionale Erschöpfung und Leistungszufriedenheit -0,22 bzw. -0,27 und bezüglich Entpersönlichung und Leistungszufriedenheit -0,26 bzw. -0,28. Andererseits werden drei verschiedene Dimensionen des Burnout erfaßt; die errechneten Scores sollten deshalb nicht zu einem Wert zusammengefaßt werden. Enzmann u. Kleiber (1989) konnten die drei voneinander unabhängigen Subskalen sehr gut reproduzieren, die Häufigkeitsdimension erwies sich insgesamt als stabiler als die Intensitätsdimension.

Da es sich dabei um amerikanische Standardwerte handelt, sind sie auf europäische Verhältnisse mit Vorsicht anzuwenden. Jedenfalls scheint es übereilt, aus der Tatsache, daß bei deutschen Heilpädagogen niedrigere Burnoutwerte gefunden wurden, den Schluß zu ziehen, das Burnoutsyndrom sei wohl eher als ein Phantom zu betrachten (Anstötz 1987).

8.3.2 Tedium Measure (TM) - Überdrußskala

Die TM-Skala wurde von Pines et al. (1981) entwickelt. Auch sie gilt als bewährtes Instrument zur Messung des Burnout. Sie ist einfacher (eindimensional) konstruiert, und die 21 Fragen, die auf einer 7-Punkte-Skala von "niemals" bis "immer" zu bewerten sind, werden vom Befragten ebenfalls schriftlich beantwortet. Die Fragen sind einfach, zum Beispiel "Beantworten Sie gemäß der folgenden Skala (1 bis 7), ob Sie müde sind", "ob sie emotional erschöpft sind" usw. Der Grad des Burnout ergibt sich aus dem Mittelwert der addierten Punkte aller Fragen, wobei die positiven Fragen umgepolt werden. Wenn, Pines et al. (1981, S. 49) zufolge, der errechnete Wert zwischen 2 und 3 liegt, gehe es dem Probanden gut. Wer einen Wert zwischen 3 und 4 aufweist, leide unter "Ausbrennen" und müsse unbedingt etwas dagegen unternehmen. Wenn der errechnete Wert höher als 5 liegt, sei die Krise akut und Hilfe dringend nötig. Allerdings scheinen diese Werte zu niedrig zu liegen, vergleicht man sie mit den Mittelwerten, die an 30 verschiedenen Gruppen inkl. Studenten, Angestellten im öffentlichen Dienst, Krankenschwestern, Sozialarbeitern, Eltern von Schulkindern, Geschäftsleuten, Wissenschaftlern und Künstlern gewonnen wurden und alle zwischen 2,8 und 4,2 rangieren. Dreimal wurden vorwiegend in der Krankenpflege Arbeitende erfaßt; die entsprechenden Mittelwerte und Standardabweichungen betragen 3,6 $\pm$ 0,6, 3,0 $\pm$ 0,6 und 3,3 $\pm$ 0,6. Auch diese Werte sind als Normwerte nur mit Vorsicht auf andere Populationen übertragbar. So wiesen zum Beispiel Krankenschwestern in Israel wiederholt niedrigere Werte auf als Krankenschwestern in den Vereinigten Staaten (Pines u. Kanner 1982). Die Skala ist von hoher innerer Konsistenz und guter Reliabilität (Pines et al. 1981) und soll sich besser als MBI validieren lassen (Burisch 1989). Enzmann u. Kleiber (1989) bestätigten, daß die Skala einer Eindimensionalität nahekommt und reliabel ist.

Stout u. Williams (1983) sowie Enzmann u. Kleiber (1989) verglichen MBI und TM. Die höchsten Korrelationen ergaben sich zwischen TM und der emotionalen Erschöpfung im MBI; für Häufigkeit und Intensität fanden sich die Werte 0,54 und 0,53 in der ersten bzw. 0,66 und 0,63 in der zweiten Untersuchung; die Korrelationen zwischen TM und Leistungszufriedenheit betrugen -0,30 und -0,26 in der ersten bzw. -0,41 und -0,24 in der zweiten Untersuchung; ein weniger übereinstimmendes Resultat wurde im Hinblick auf TM und die Entpersönlichung festgestellt, nämlich 0,52 und 0,54 in der ersten bzw. 0,19 und 0,23 in der zweiten Studie.

8.3.3 Demographischer Fragebogen

Der demographische Fragebogen wurde von uns selbst konstruiert, um die folgenden demographischen Daten zu erfassen: Alter, Geschlecht, Zivilstand, Anzahl Kinder, Herkunftsland (Schweiz, Ausland), Ausbildungstyp (Psychiatriekrankenpflege, allgemeine Krankenpflege, Alterspflege), Tätigkeitsdauer im Beruf, Anstellungsdauer am jetzigen Arbeitsort, gegenwärtige Position (Kaderposition, keine Kaderposition, Aushilfe), Abteilungstyp (Akut, Rehabilitation, Gerontopsychiatrie, Sucht), Bettenzahl auf der Abteilung, Mitarbeiterzahl auf der Abteilung, Beschäftigungsgrad (voll, halbtags und mehr, weniger als halbtags), Dienstart (Tag, Nacht, im Schichtbetrieb) und gegenwärtige Wohn- bzw. Lebenssituation (allein, mit Eltern, mit Partner usw.).

Bei der Untersuchung der Mitarbeiter des Bezirkskrankenhauses bzw. des Warenhauses wurde der Fragebogen angepaßt bzw. gekürzt.

8.3.4 Beschwerdenliste (BL)

Die BL (von Zerssen 1973) umfaßt das Ausmaß subjektiver Beeinträchtigung durch körperliche und Allgemeinbeschwerden. Die von uns angewendete Fassung (CIPS 1977) enthält zwei Parallelformen mit je 24 Items, die auf einer vierstufigen Skala von "gar nicht" bis "stark" bewertet werden. Beide Parallelformen wurden von uns simultan angewendet; der Mittelwert der beiden Scores ergab den Endscore der Liste. Die BL weist eine hohe Homogenität auf und unterscheidet gut zwischen Probanden mit und ohne psychosomatische Beschwerden. Das Resultat korreliert mit dem Neurotizismuswert, ohne indessen mit ihm identisch zu sein (Baumann 1972). Von von Zerssen (1973) wurden Durchschnittswerte von 10,1 ± 7,9 für Gesunde und von 23,7 ± 12,0 für Neurotiker angegeben.

8.3.5. Stationsbeurteilungsbogen (SBB)

Der SBB wurde von Engel et al. (1983) auf der Grundlage der Ward Atmosphere Scale (Moos 1974) entwickelt. Der Stationsbeurteilungsbogen ist ein Meßinstrument für das psychische und soziale Klima auf psychiatrischen Krankenhausstationen. Mehrdimensional erfaßt er das Klima auf der Station als unmittelbares Umfeld der Patienten und der Angestellten. Der Bogen weist eine befriedigende interne Konsistenz auf und war erwartungsgemäß imstande, zwischen verschiedenen Stationen zu differenzieren (Engel et al. 1983; Eichhorn et al. 1987). Der SBB umfaßt 100 Items, welche 10 Dimensionen des psychosozialen Stationsklimas ansprechen. Jeder Skala sind 10 Items zugeordnet; die Skalen und ihre Inhalte werden von den Autoren wie folgt beschrieben:

1) Anteilnahme (Ausmaß der Beteiligung aller Gruppen am Stationsleben).
2) Unterstützung (Ausmaß der gegenseitigen Unterstützung aller Stationsmitglieder)
3) Spontaneität (Inwieweit regt die Umgebung zu spontanem und offenem Verhalten an?).
4) Autonomie (Inwieweit werden die Patienten ermutigt, selbständig zu handeln und dafür die Verantwortung zu übernehmen?).
5) Praxisorientiertheit (Wie intensiv bereitet die Behandlung auf die Entlassung und die Zeit danach vor?).
6) Persönliche Problemorientiertheit (Inwieweit werden die Patienten ermutigt, offen über ihre Probleme und Gefühle zu reden mit dem Ziel, ihre Selbsteinsicht und ihr Problemverständnis zu erhöhen?).
7) Ärger und Aggression (Ausmaß an offenem Ärger und deutlichen Aggressionen).
8) Ordnung und Organisation (Funktionalität des Stationsbetriebes).

9) Klarheit des Behandlungsprogrammes (Wie klar ist bei allen Stationsmitgliedern sowohl das allgemeine als auch das individuelle Behandlungskonzept?).
10) Kontrolle durch das Personal (Wie stark übt das Personal Kontrollfunktionen aus?).

Die bei jedem Probanden in jeder Skala gewonnen Rohwerte werden zunächst in verteilungstransformierte T-Werte umgerechnet; der Durchschnitt solcher T-Werte der Probanden einer Abteilung ergibt das erwünschte Resultat für eine Station, wobei alle 10 Skalen jeweils unabhängig voneinander bewertet werden.

8.3.6 Skala zur Erfassung der Einstellung zu psychisch Kranken - Community Attitudes toward the Mentally Ill (CAMI)

CAMI wurde von Taylor u. Dear (1981) entwickelt, um Einstellungen gegenüber psychisch Kranken in der Allgemeinbevölkerung zu messen. Die Skala erfaßt mit je zehn Items insgesamt vier Dimensionen, wobei wir eine gekürzte Form angewendet haben, indem wir die für unsere Fragestellung nicht relevante Subskala "community mental health ideology" ausblendeten. Die drei berücksichtigten Subskalen sind:

1) Autoritarismus. Diese Subskala ("reflecting a view of the mentally ill as an inferior class requiring coersive handling") erfragt eine Auffassung, die den psychisch Kranken als eher minderwertig betrachtet und verlangt, daß über ihn bestimmt wird. Zum Beispiel: "Die beste Art, psychisch Kranke zu behandeln, ist sie einzuschließen".
2) Eine sozial einschränkende Haltung ("social restrictiveness") sieht den psychisch Kranken als Bedrohung für die Gesellschaft und betont die Notwendigkeit, sich von ihm sozial zu distanzieren ("views the mentally ill as a threat to society"). Zum Beispiel: "Ich möchte nicht neben jemandem wohnen, der psychisch krank war".
3) Eine benevolente Haltung ("benevolence"). Diese wohlwollende Haltung reflektiert eine paternalistische, sympathische Einstellung; sie gründet auf humanistischen und religiösen Grundprinzipien ("a paternalistic, sympathetic view of patients based on humanistic and religious principles"). Zum Beispiel: "In unserer Gesellschaft müssen wir den psychisch Kranken gegenüber eine viel tolerantere Haltung einnehmen".

Alle Fragen werden auf einer fünfstufigen Punkteskala von "stimmt absolut" bis "stimmt absolut nicht" kodiert. Von den 10 Items jeder Skala werden fünf in positiver und fünf in negativer Form erfragt. Nach der Umpolung der positiven Items werden die jeweiligen Punkte addiert, was schließlich drei Scores des Fragebogens ergibt. Die Skala weist offensichtlich eine gute Validität auf. Einer Faktorenanalyse zufolge scheinen die Faktoren Autoritarismus und sozial restriktive Haltung eine einzige Dimension darzustellen (Korrelationskoeffizient 0,72). Die benevolente Haltung korrelierte negativ mit den beiden übrigen Skalen mit Koeffizienten von -0,63 bzw. -0,65. Die Autoren zeigten schließlich, daß vor allem jüngere weibliche, sozial höher stehende Probanden und solche, die mit psychischen Problemen vertraut waren, psychisch Kranken gegenüber vermehrt eine großzügige, benevolente Haltung an den Tag legten.

8.3.7 Subjektive Arbeitsanalyse (SAA)

Der Fragebogen SSA wurde von Alioth und Udriss (Martin et al. 1980) zur Erfassung der subjektiven Arbeitssituation, das heißt der subjektiv wahrgenommenen Arbeitsbedingungen entwickelt und von uns zu diesem Zwecke eingesetzt. Der Fragebogen umfaßt 50 Items, welche auf einer fünfstufigen Punkteskala von "stimmt überhaupt nicht/nie" bis "stimmt auf jeden Fall/immer" reicht. Mit Hilfe dieses Fragebogens können sechs Aspekte der Arbeitssituation untersucht werden:

1) Handlungsspielraum mit den Dimensionen Autonomie (z.B. "Man kann sich seine Arbeit selbständig einteilen") und Variabilität (z.B. "Diese Arbeit ist abwechslungsreich").
2) Transparenz, die sich auf die Transparenz der Aufgabe (z.B. "Man weiß bei dieser Arbeit, was man eigentlich tut") und soziale Transparenz (z.B. "Man ist auch darüber im Bild, was in anderen Abteilungen getan wird") bezieht.
3) Verantwortung, die die Verantwortung für eine gemeinsame Aufgabe (z.B. "Wenn man seine Arbeit nicht richtig machen würde, würden die Kollegen/ Kolleginnen darunter leiden") und die Verantwortung für Ereignisse (z.B. "Man ist verantwortlich für Arbeitsgeräte und Hilfsmittel") umfaßt.
4) Qualifikation mit den Subkategorien Anforderungen (z.B. "Man muß bei dieser Arbeit schnell richtig reagieren können"), Einsatz (z.B. "Bei dieser Arbeit kann man alle seine Kenntnisse und Fähigkeiten einsetzen") und Chancen (z.B. "Diese Arbeit schafft gute Möglichkeiten weiterzukommen").
5) Soziale Struktur. Hier wird die soziale Unterstützung durch Kollegen (z.B. "Wenn nötig, helfen einem die Arbeitskollegen/innen"), Kooperation (z.B. "Um diese Arbeit zu erledigen, muß man sich mit seinen Arbeitskollegen/innen absprechen") und Respektierung durch den Vorgesetzten (z.B. "Der/die Vorgesetzte anerkennt die Arbeitsleistung seiner/ihrer Mitarbeiter") erfragt.
6) Arbeitsbelastung, die sich auf das Arbeitsvolumen (z.B. "Man hat so viel zu tun, daß es einem über den Kopf wächst") und Arbeitsschwierigkeit (z.B. "Bei dieser Arbeit gibt es Sachen, die zu kompliziert sind") bezieht.

Die Punkte der einzelnen Items werden zum Teil umgepolt und addiert; daraus resultieren sechs Scores des Fragebogens, die sich einzeln auf die sechs genannten Aspekte der Arbeitssituation beziehen.

8.3.8 Skala für soziale Stressoren am Arbeitsplatz (SSSA)

Die SSSA (Frese u. Zapf 1987) wurde entwickelt, um soziale Stressoren, wie persönliche Animositäten, schlechtes Gruppenklima oder soziale Konflikte, am Arbeitsplatz zu erfassen. Die von uns verwendete Form enthält 17 Items, welche mit Hilfe einer vierstufigen Punkteskala, (von "trifft zu" bis "trifft nicht zu") bewertet werden. Die Addierung aller Punkte ergibt den Gesamtscore der Skala. Die einzelnen Items beziehen sich zum Teil direkt auf Kollegen (z.B. "Mit einigen Kollegen hat man oft Streit"), zum Teil auf Vorgesetzte (z.B. "Mein Vorgesetzter teilt die angenehme Arbeit immer bestimmten Leuten zu"); zum Teil wird dies nicht genau expliziert (z.B. "Hier wird man wegen jeder Kleinigkeit gleich fertiggemacht").

Die Skala weist eine ausreichende Reliabilität auf; sie erwies sich als von verbaler Intelligenz und sozialer Erwünschtheit unabhängig und korreliert sinnvoll mit Skalen zur Erfassung von sozialer Unterstützung und anderer arbeitsbezogener Stressoren.

8.3.9 Münchener Persönlichkeitstest (MPT)

Mit Hilfe des MPT (von Zerssen et al. 1988) ist es möglich, einige Persönlichkeitsdimensionen bei psychisch kranken und gesunden Probanden zu erfassen. Er beinhaltet 51 Fragen, die auf einer vierstufigen Punkteskala von "trifft ausgesprochen zu" bis "trifft gar nicht zu" bewertet werden. Es werden normale Persönlichkeitsmerkmale gemessen; der Befragte wird angewiesen, so zu antworten, daß die Aussagen auf ihn zur Zeit körperlicher und seelischer Gesundheit zutreffen. Außer zwei Kontrollskalen, welche die Motivation zum Ausfüllen des Bogens (z.B. "Ich bin bereit, jede Frage so wahrheitsgetreu wie möglich auszufüllen") und die Orientierung nach sozialen Normen (z.B. "Ab und zu erzähle ich eine kleine Lüge") messen, werden sechs Persönlichkeitsdimensionen erfaßt:

1) Extraversion, mit Hilfe von zehn Items (z.B. "Ich würde mich als gesprächig bezeichnen").
2) Neurotizismus, ebenfalls mit zehn Items (z.B. "Ich habe oft die Befürchtung, von anderen abgelehnt zu werden").
3) Frustrationstoleranz, mit sechs Items (z.B. "Seelische Belastungen auszuhalten, fällt mir verhältnismäßig leicht").
4) Rigidität, mit acht Items (z.B. "Wenn ich etwas anfange, will ich es unbedingt ganz perfekt machen").
5) Isolationstendenz, mit fünf Items (z.B. "Ich bin ein Einzelgänger") und
6) esoterische Tendenz, mit drei Items (z.B. "Ich interessiere mich lebhaft für mystsche Dinge, Religion und Philosophie"). Die beiden letztgenannten Skalen ergeben zusammengefaßt eine zusätzliche Skala "Schizoidie".

Die Autoren zeigten, daß der Test einen genügenden bis ausgeprägten Grad interner Konsistenz der einzelnen Skalen und eine genügende Test-Retest-Reliabilität aufweist. In Abhängigkeit von der Diagnose wurden in allen Skalen signifikante Unterschiede zwischen psychiatrischen Patienten und gesunden Probanden gefunden.

8.3.10 Lebensereignisliste (LE)

Mit der LE (Paykel et al. 1976) wurden bei den Probanden die in den letzten sechs Monaten aufgetretenen Lebensereignisse erfaßt, wobei unsere Version unter Auslassung von vier im Hinblick auf unsere Population nicht relevanten Ereignisse 57 wichtige Lebensereignisse umfaßte. Sie reichen von sehr gravierenden (z.B. Tod des eigenen oder eines Adoptivkindes) bis zu wenig belastenden Ereignissen (z.B. ein Kind heiratet mit Zustimmung). Trotz vorgebrachter Einwände (Paykel 1983) entschlossen wir uns, die Befragung der Lebensereignisse schriftlich vorzunehmen, wobei die Probanden bei jedem Lebensereignis zwischen der Ja- oder Nein-Antwort zu wählen hatten. Da die Wichtigkeit der einzelnen Lebensereignisse erheblich variiert, wurde bei der Auswertung nicht nur die Zahl der Lebensereignisse, sondern auch ihre Bedeutung miterfaßt, indem sie mit den von Paykel et al. (1976) in der englischen Stichprobe ermittelten durchschnittlichen Belastungswerten gewichtet wurden. In der ursprünglichen Untersuchung von Paykel et al. erfolgte die Abschätzung der Belastung auf einer einfachen Skala, die von 0 ("am wenigsten belastend") bis 20 ("am meisten belastend") reichte. Generell wurde der Belastungsgrad durch die einzelnen Ereignisse recht einheitlich beurteilt; der Vergleich der englischen mit der amerikanischen Stichprobe ergab diesbezüglich eine Korrelation von 0,96.

8.3.11 Interview über soziale Unterstützung - Arizona Social Support Interview Schedule (ASSIS)

Soziale Unterstützung wird als Ausmaß an Unterstützung charakterisiert, die einem Individuum von Personen zur Verfügung gestellt wird, mit denen es in Verbindung steht (Pfingstmann u. Baumann 1987). Im ASSIS (Barrera 1981) werden die Adäquanz der erhaltenen Unterstützung, die Zufriedenheit mit dieser Unterstützung und der Bedarf an Unterstützung ermittelt. Die Skala wird vom Interviewer aufgrund eines persönlichen Gespräches ausgefüllt und umfaßt folgende sechs Unterstützungskategorien, die allerdings bei der Auswertung nicht gesondert berücksichtigt werden.

(1) Emotionale Unterstützung, die sich auf nondirektive Interaktionen bezieht, welche es ermöglichen, Gefühle und persönliche Sorgen zu äußern.
(2) Materielle Unterstützung bezieht sich auf das Gewähren von materieller Hilfe in Form von Geld oder anderen materiellen Werten.
(3) Führung ("guidance") bezieht sich auf Unterstützung in Form von Ratschlägen und Leitung.
(4) Feedback bezieht sich auf das Erhalten von Informationen über sich selbst.
(5) Physische Unterstützung meint das Teilen von Aufgaben und Arbeiten.
(6) Soziale Partizipation bezieht sich auf die Möglichkeiten zur Teilnahme an sozialen Interaktionen, etwa um sich zu amüsieren, zu entspannen und von Belastungen abzulenken.

In jeder Kategorie werden in gleichlautender Weise vier Fragen gestellt. In jeder Kategorie wird nach Personen gefragt, welche um die jeweilige Art der Unterstützung angegangen werden könnten und die jeweilige Art der Unterstützung wirklich gewährten. In zwei weiteren Fragen, die auf einer dreistufigen Skala bewertet werden, wird nach der jeweils gewünschten bzw. benötigten Unterstützung gefragt. Nachfolgend ein Beispiel für die vier Fragen im Hinblick auf die Kategorie der emotionalen Unterstützung (intimste Interaktion):

a) Wenn Sie über sehr persönliche und private Dinge sprechen möchten, an wen würden Sie sich wenden?
b) Mit welcher dieser Personen haben Sie im letzten Monat wirklich über Ihre persönlichen und privaten Dinge gesprochen?
c) Während des letzten Monats hätten Sie sich gewünscht: viel mehr Möglichkeiten, mit jemandem über persönliche und private Dinge zu sprechen? - Ein wenig mehr Möglichkeiten? - Oder war es gerade richtig?
d) Während des letzten Monats: Wie groß war Ihr Bedürfnis, mit Menschen über sehr persönliche und private Gefühle zu sprechen: gar kein Bedürfnis - kleines Bedürfnis - großes Bedürfnis?

Das Interview wurde folgendermaßen ausgewertet: Alle Personen, die in den einzelnen Kategorien in irgendeiner Weise einmal Unterstützung gewährten (es können auch jeweils die gleichen sein), wurden zusammengezählt, was den Score a) totale Unterstützung ergab; dieser wurde in b) konfliktfreie Unterstützung (Kontakte, die nur stützend waren) und c) konflikthafte Unterstützung (Kontakte, die Unterstützung gewährten, sich zugleich aber auch als Konfliktquelle erwiesen) aufgeteilt. Weitere Scores ergaben sich durch die Addition der Punkte der jeweiligen Items, die sich auf

d) Zufriedenheit mit der erhaltenen Unterstützung und e) Bedarf an Unterstützung bezogen. Insgesamt ergaben sich somit fünf Scores.

ASSIS zählt nicht nur aufgrund der Erfassung unterschiedlicher Netzwerk- und Unterstützungsaspekte, sondern auch aufgrund der teilweise befriedigenden Reliabilitätsangaben, insbesondere im Hinblick auf die Stabilität, zu den elaborierteren diesbezüglichen Verfahren. Die niedrigen Konsistenzkoeffizienten deuten auf die Heterogenität der erfaßten Aspekte hin (Pfingstmann u. Baumann 1987).

8.3.12 Offenes und semistrukturiertes Interview

Außer diesen standardisierten Erhebungsinstrumenten gelangten zwei Arten von Interviews zur Anwendung:

In einem mit den Mitarbeitern der Klinik durchgeführten offenen Interview wurden die drei positivsten und die drei negativsten Aspekte der Arbeit in der Klinik erfragt. Bei der Auswertung wurden die Antworten zunächst klassifiziert (bezogen z.B. auf Arbeitsbedingungen, Kollegen, Patienten usw.) und anschließend zu den meistgenannten Gruppen zusammengefaßt.

Mit den bereits ausgetretenen Mitarbeitern wurde ein semistrukturiertes Interview durchgeführt. Das Interview enthielt insgesamt 34 Items. Von diesen betrafen 28 Items die Gründe für den Austritt aus der PUK. Zwei Items bezogen sich auf die derzeitige berufliche Situation des Befragten. Mit Hilfe von weiteren zwei Items wurde zu klären versucht, ob der Austritt vorwiegend aus persönlichen oder institutionsbezogenen Gründen stattfand. Die Fragen zu den beiden letzen Items waren offen, um eventuelle zusätzliche Informationen zu gewinnen. Insgesamt bezogen sich die Fragen auf Faktoren, die das Verlassen der Klinik hätten hervorrufen oder begünstigen können: persönliche, interpersonelle, finanzielle, arbeitsbedingte, arbeitssituative, institutionelle, organisatorische und patientenbezogene. Die Antworten konnten frei formuliert werden, mußten aber anschließend auf einer je nach Frage zwei- oder vierstufigen Skala (sehr gut, gut, eher schlecht, schlecht) bewertet werden. Beispiele der Fragen sind: "Wie waren die Möglichkeiten, teilzeitig zu arbeiten oder unbezahlten Urlaub zu beziehen?" "Wie war die Zusammenarbeit mit den Ärzten?" "Wieviel Handlungsspielraum hatten Sie?" usw. Die Fragen wurden einzeln ausgewertet und anschließend gruppiert, so daß Kategorien meistgenannter Gründe erschienen. Diese semistrukturierten Interviews wurden in den meisten Fällen telefonisch durchgeführt, in Einzelfällen fanden persönliche Gespräche statt.

8.4 Konkretes Vorgehen

PUK Bern

Die Angestellten der PUK Bern wurden in zwei Phasen untersucht. In der ersten Phase wurde das gesamte Pflegepersonal angesprochen, in der zweiten Phase die "Extremfälle". Da die für die zweite Untersuchungsphase vorgesehenen Probanden aufgrund der Resultate der ersten Phase zunächst identifiziert werden mußten und um den Vergleich zwischen den einzelnen Bereichen der Klinik (Akutbehandlungsstationen, Rehabilitationsstationen, Gerontopsychiatrie und Suchtbereich) durchzuführen, konnte die Befragung nicht völlig anonym durchgeführt werden. Die Bogen wurden aber kodiert und eine absolute Vertraulichkeit zugesichert; außerdem wurden die Befragungen und die Auswertung ausschließlich von Frau M.L. durchgeführt, die selber über eine Ausbildung in psychiatrischer Krankenpflege verfügt und zur Zeit der Untersuchung keine anderen Funktionen in der Klinik erfüllte. Um eine größtmögliche Beteiligung zu erreichen, wurde das Pflegepersonal direkt und persönlich informiert. Die Information erfolgte abteilungsweise bei Sitzungen, wöchentlichen Rapporten etc., so daß die meisten Pflegenden teilnahmen. Jede Station erhielt zusätzlich ein Informationsblatt, das vor allem für diejenigen bestimmt war, die bei der direkten Information nicht dabei sein konnten, und das für die anderen als Erinnerungsstütze diente.

An die Privatadressen aller am 1. Juni 1989 in der PUK angestellten Pflegepersonen (mit Ausnahme der Pflegedienstleitung und derjenigen, die in unbezahltem oder Schwangerschaftsurlaub oder länger als einen Monat krank waren), das heißt an 293 Mitarbeiter, wurden die sechs Fragebogen (MBI plus TM, demographischer Bogen, BL, SBB und CAMI - s. Tabelle 1) verschickt. Nach zweimaliger Mahnung kamen 162 auswertbare Fragebogenserien zurück. Die Rücklaufquote beträgt somit 55%.

In der zweiten Phase wurden, wie erwähnt, diejenigen Probanden mit hohen bzw. tiefen Burnoutwerten angesprochen. Diesen Probanden wurden vier weitere Fragebogen (MPT und LE, SAA und SSSA) zugeschickt; außerdem wurden sie einzeln zu einem Interview (Evaluation mit ASSIS und offenes Interview) aufgeboten. Die Interviews wurden zwischen November 1989 und Januar 1990 durchgeführt. Insgesamt 62 von 96 aufgebotenen Probanden beteiligten sich an der Untersuchung der zweiten Phase, die Rücklaufquote beträgt hier somit 65%. Je ein Proband lehnte es ab, MPT und LE auszufüllen bzw. am Interview teilzunehmen.

In einer dritten Phase wurden mit allen diplomierten, in den letzten fünf Jahren aus der Klinik ausgetretenen Pflegepersonen Interviews durchgeführt. In diesem Zeitraum (1984 bis Juni 1989) wurden insgesamt 279 Austritte von diplomiertem Pflegepersonal registriert. Von vorneherein wurden die Pensionierten (19 Personen) und diejenigen, denen wegen Inkompetenz die Kündigung nahegelegt oder von der Pflegeleitung gekündigt worden war (10 Personen), sowie diejenigen, die zu einem späteren Zeitpunkt wieder in die Klinik eintraten, ausgeklammert. Es kamen also 186 ehemalige Mitarbeiter in Frage; von diesen konnten 65 nicht mehr aufgefunden oder erreicht werden; 20 lehnten das Interview ab. Insgesamt konnten 101 Personen, das heißt 54%, zwischen Juli und Oktober 1989 mittels eines semistrukturierten Interview befragt werden.

Auswärtige Institutionen

Alle sich an der Untersuchung beteiligenden auswärtigen Institutionen bzw. deren Leitungen wurden zunächst kurz telefonisch angefragt. Nachdem sie ihre Partizipation grundsätzlich zugesagt hatten, wurden sie nochmals schriftlich über die Zielsetzung und die Fragestellung der Untersuchung informiert. Die jeweiligen Leitungen wünschten, das eigene Personal selbst über die Untersuchung in Kenntnis zu setzen und für die Teilnahme zu motivieren. Die Befragung der Probanden aller auswärtigen Institutionen wurde absolut anonym durchgeführt. Im einzelnen war das Vorgehen wie folgt:

Kantonale psychiatrische Klinik

Die Pflegedienstleitung der Klinik verschickte die von uns zur Verfügung gestellten Fragebogen an die Privatadressen ihres gesamten Pflegepersonals. Den sechs Fragebogen (MBI plus TM, demographischer Fragebogen, BL, SBB und CAMI) wurde ein von Frau M.L. verfaßter Informationsbrief beigelegt. Insgesamt kamen 31 (28%) der zweimal ausgeschickten 110 Fragebogensets zurück.

Bezirkskrankenhaus

Hier wurde uns von der Pflegeleitung die Liste der Privatadressen des gesamten Pflegepersonals zur Verfügung gestellt. Vier Fragebogen (MBI plus TM, demographischer Fragebogen und BL) wurden, zusammen mit einem begleitenden Informationsbrief, direkt an insgesamt 66 Pflegepersonen geschickt. Nach zweimaliger Aussendung kamen 36 auswertbare Fragebogensets (55%) zurück.

Berner Kaufhaus

Die Leitung des Kaufhauses wünschte, ihre Mitarbeiter nicht nur selber direkt zu informieren, sondern auch die Fragebogen selber direkt zu verteilen. Von 47 Fragebogensets kamen 28 (60%) auswertbare Sets zurück.

8.5 Statistische Auswertung

Alle Daten wurden mit Hilfe des Statistical Analysis Systems SAS, Version 6 (SAS Institute 1985), verarbeitet und statistisch ausgewertet. Es wurden zunächst deskriptiv statistische Größen ermittelt; dann kamen univariate statistische Verfahren zum Einsatz. Es wurden χ^2-Tests, Produkt-Moment-Korrelationskoeffizienten nach Pearson und t-Tests für Stichproben mit gleichen und ungleichen Varianzen berechnet. In einem dritten Schritt wurden diejenigen Variablen, die sich in der univariaten Auswertung als bedeutsam erwiesen hatten, multivariat weiter analysiert. Dabei gelangten die Regressionsanalyse und die schrittweise Diskriminanzanalyse zur Anwendung. Im Abschn. 9.8 "Resultate der multivariaten Auswertung" wird nochmals auf beide Methoden eingegangen.

Ergebnisse mit einem p-Wert von 0,05 oder weniger wurden als signifikant betrachtet.

9 Resultate

Der Übersichtlichkeit wegen seien hier zunächst nochmals die Abkürzungen der verwendeten Untersuchungsinstrumente aufgeführt:

ASSIS:	Arizona Social Support Interview Schedule (Barrera 1981),
BL:	Beschwerdenliste (von Zerssen 1973),
CAMI:	Community Attitudes toward the Mentally Ill (Taylor u. Dear 1981),
Demograph:	Demographischer Fragebogen (selbst konstruiert),
LE:	Lebensereignisliste (Paykel et al. 1976),
MBI:	Maslach Burnout Inventory (Maslach u. Jackson 1981) mit Subskalen EME: Emotionale Erschöpfung, DEP: Entpersönlichung, LZ: Leistungszufriedenheit,
MPT:	Münchener Persönlichkeitstest (von Zerssen et al. 1988),
SAA:	Fragebogen zur Subjektiven Arbeitsanalyse (Alioth u. Udris 1980),
SBB:	Stationsbeurteilungsbogen (Engel et al. 1983),
SSSA:	Skala für Soziale Stressoren am Arbeitsplatz (Frese u. Zapf 1987),
TM:	Tedium Measure (Pines et al. 1981).

9.1 Pflegepersonal vs. Kaufhausangestellte

Im ersten Vergleich wurde untersucht, ob sich die im Gesundheitswesen, also in einem helfenden Beruf tätigen Probanden von denjenigen unterscheiden, die in einem nichthelfenden Beruf tätig sind. Dazu wurden das Pflegepersonal der PUK Bern und des Bezirkskrankenhauses mit den Angestellten des Kaufhauses verglichen. Wegen der relativ kleinen Rücklaufquote von 28% wurde das Pflegepersonal der kantonalen PK hier nicht berücksichtigt; wir haben angenommen, daß die Daten einer so kleinen Gruppe kaum Anspruch auf Repräsentativität der entsprechenden Institution erheben dürfen. Die Resultate dieses Vergleiches sind in Tabelle 2 zusammengefaßt.

Beide Stichproben unterscheiden sich weder im Hinblick auf die erhobenen basalen demographischen Variablen (Geschlecht, Alter, Zivilstand und Kinder) noch in bezug auf die gegenwärtige Anstellungsdauer und das Arbeitsarrangement (Vollzeit- vs. Teilzeitanstellung) voneinander. Sie sind also im Hinblick auf diese Variablen durchaus vergleichbar. Signifikante Unterschiede ergaben sich bezüglich der beiden Burnoutskalen. Die im Krankenhaus arbeitenden Probanden scorten im TM und zum Teil im MBI signifikant höher. Der deutlichste Unterschied ergab sich in der Subskala "Emotionale Erschöpfung", die als Kerndimension des Burnout gilt. Ein recht deutlicher, die Signifikanzgrenze knapp verfehlender Unterschied ergab sich auch in der Subskala "Entpersönlichung".

Es bestätigte sich also die Erwartung, daß die Angehörigen helfender Berufe von Burnout mehr bedroht bzw. betroffen sind. Dieses Resultat erscheint um so eindrücklicher, als sich im Hinblick auf die Beschwerdenliste BL zwischen den beiden Gruppen kein Unterschied fand. Die Burnout Skalen messen offenbar in der Tat etwas anderes als allgemeine und unspezifische psychische und körperliche Beschwerden. Die von den beiden Gruppen angegebenen BL-Werte liegen übrigens zwischen denjenigen, die bei Gesunden und bei Neurotikern gefunden wurden (von Zerssen 1973).

Tabelle 2. Vergleich der im Gesundheitswesen (helfender Beruf) tätigen mit im Dienstleistungsbetrieb (nicht helfender Beruf) tätigen Probanden. Prozentsätze in Klammern.
*n_1 = 195, ** n_1 = 197, n_2 = 27, ***n_1 = 178, n_2 = 27 = Anzahl,
df = degree of freedom (Freiheitsgrad)

	Pflegepersonal PUK/ Bezirkskrankenhaus n_1 = 198 (100)	Angestellte Kaufhaus n_2 = 28 (100)	Signifikanz
Geschlecht: weiblich	125 (63)	18 (64)	n.s.
Alter (Jahre): Durchschnitt ± SD	36,7±9,9	38,0±12,8	n.s.
Zivilstand: verheiratet	93 (47)	15 (53)	n.s.
Kinder	105 (53)	12 (43)	n.s.
Gegenwärtige Anstellungsdauer (Jahre)*: Durchschnitt ± SD	5,5 ±6,2	6,4 ±6,8	n.s.
Teilzeitarbeit**	87 (44)	10 (37)	n.s.
TM-Score	3,0 ±0,8	2,6 ±0,8	t =2,44, df = 224 p =0,015
MBI-Scores*: - Emotionale Erschöpfung	16,8±8,8	10,1±8,5	t =3,83, df = 221 p =0,0002
- Entpersönlichung	7,4 ±4,2	5,8 ±3,4	t =1,92, df = 221 p =0,056
- Leistungszufriedenheit	27,2±4,0	27,1±5,0	n.s.
BL-Score***	18,2±10,2	19,1±8,3	n.s.

9.2 Psychiatriepflegepersonal vs. Personal in der allgemeinen Krankenpflege

In diesem Vergleich wurde das Personal der PUK Bern dem Pflegepersonal des Bezirkskrankenhauses gegenübergestellt. Die Resultate dieses Vergleiches sind Tabelle 3 zu entnehmen.

Die Ergebnisse bestätigen, daß die allgemeine Krankenpflege nach wie vor die Domäne der Frauen bleibt. Auch zeigt sich, daß das Pflegepersonal des Bezirkskrankenhauses auf eine signifikant länger dauernde Berufstätigkeit zurückblickt, obwohl es im Hinblick auf das Alter zwischen beiden Gruppen keine Unterschiede gibt; offensichtlich beginnen die Angehörigen der allgemeinen Krankenpflege früher mit der

Tabelle 3. Vergleich der in der Psychiatrie tätigen mit in der Allgemeinmedizin tätigen Probanden. Prozentsätze in Klammern.
*n_1 = 161, **n_1 = 159, ***n_2 = 35, +n_2 = 34, ++n_1 = 141

	Pflegepersonal PUK n_1 = 162 (100)	Pflegepersonal Bezirks- krankenhaus n_2 = 36 (100)	Signifikanz
Geschlecht: weiblich	93 (57)	32 (89)	χ^2 =11,23 p =0,0001
Alter (Jahre): Durchschnitt ± SD	36,9 ±10,2	36,1 ±8,2	n.s.
Zivilstand: verheiratet	72 (44)	21 (58)	n.s.
Kinder	87 (54)	18 (50)	n.s.
Ausländer	32 (20)	2 (6)	n.s.
Dauer der Berufstätigkeit (Jahre)*: Durchschnitt ± SD	9,9 ± 7,5	14,8 ± 8,3	t =3,49, df = 195 p =0,0006
Gegenwärtige Anstellungs- dauer (Jahre)**: Durchschnitt ± SD	5,4 ±6,2	5,9 ± 6,1	n.s.
Diplomierte	133 (82)	31 (86)	n.s.
Teilzeitarbeit***	67 (41)	20 (57)	n.s.
Schichtarbeit +	83 (51)	15 (44)	n.s.
TM-Score	3,0 ±0,7	3,0 ±0,8	n.s.
MBI-Scores**:			
- Emotionale Erschöpfung	16,9 ±8,6	16,7 ±9,6	n.s.
- Entpersönlichung	7,4 ±4,2	7,4 ±4,3	n.s.
- Leistungszufriedenheit	26,7 ±3,9	29,3 ±3,8	t =-3,67, df = 193 p =0,0003
BL-Score ++	17,2 ±9,6	22,2 ±11,5	t = -2,69, df = 176 p =0,008

Berufstätigkeit. Keine Unterschiede fanden sich bei den übrigen demographischen Variablen, auch nicht in bezug auf den Anteil der Diplomierten, der Teilzeitange- stellten und der Schichtarbeitenden.

Im Hinblick auf die Erfahrung des Burnout ließen sich zwischen beiden Gruppen keine Unterschiede feststellen, mit einer Ausnahme, die sich auf der Subskala "eigene Leistungszufriedenheit" im MBI manifestierte. Das Pflegepersonal des Be- zirkskrankenhauses schätzte die eigene Leistung als signifikant zufriedenstellender ein. Interessanterweise scorten die Angestellten des Bezirkskrankenhauses aber auch auf der Beschwerdenliste signifikant höher und erreichten durchschnittliche "neurotische" Werte (von Zerssen 1973).

Das Resultat läßt die Vermutung zu, daß die in der allgemeinen Krankenpflege Tätigen eine körperlich anstrengendere Arbeit leisten, die auch ausgeprägtere körperliche und Allgemeinbeschwerden zur Folge haben könnte; daß sie jedoch mit der von ihnen geleisteten Arbeit wesentlich zufriedener sind, wenn sie sich bezüglich der Kernbeschwerden des Burnout auch nicht von den in der Psychiatrie Tätigen unterscheiden. Anders ausgedrückt: die in der Psychiatrie Tätigen klagen zwar weniger über körperliche und Allgemeinbeschwerden, erleben ihre Arbeit aber als weniger befriedigend, obwohl sie nicht vermehrt Anzeichen von Burnout im engeren Sinne aufweisen.

9.3 Vergleich zweier psychiatrischer Kliniken

Wir beabsichtigten, das Pflegepersonal zweier unterschiedlicher psychiatrischer Krankenhäuser zu vergleichen. Als Institutionen unterschieden sich die PUK und die zur Kooperation bereite kantonale PK merklich voneinander: während die PUK, wie bereits erwähnt, anfangs der 80er Jahre nach einem Direktorenwechsel einen Modernisierungsschub durchmachte, wurde die kantonale PK schon seit längerer Zeit von der gleichen Führung in traditionellem Stil geleitet. Zur Zeit unserer Untersuchung war die PUK wesentlich größer (410 Betten vs. 160 Betten), personell indessen besser dotiert: Während an der PUK Bern pro Arzt 9 Betten anfielen, betrug diese Zahl an der kantonalen PK 23. Ähnliches gilt auch für das Pflegepersonal: Die Zahl der Betten pro Pflegeperson betrug an der PUK 1,4, an der kantonalen PK 1,8. Andererseits dürfte die Arbeit an der PUK intensiver gewesen sein, da dort 3,2 Eintritte pro Jahr pro Bett registriert wurden im Vergleich zur kantonalen PK mit 2,1 Eintritten pro Bett pro Jahr. Wir vermuteten deshalb, daß sich in beiden Kliniken auch die Einstellung des Pflegepersonals zur Psychiatrie und zu psychisch Kranken wie auch die Atmosphäre auf den Stationen unterschiedlich ausprägen dürften.

Ein adäquater Vergleich beider Institutionen wird allerdings durch die geringe Rücklaufquote aus der kantonalen PK (28%) in Frage gestellt. Die Resultate beziehen sich also nur auf einen möglicherweise nicht repräsentativen Teil des dort arbeitenden Pflegepersonals. Die Resultate des Vergleiches beider Institutionen sind der Tabelle 4 zu entnehmen.

Es zeigt sich, daß die Probanden der kantonalen PK jünger waren und seltener teilzeitig und auf Rehabilitationsstationen arbeiteten. Während Unterschiede im durchschnittlichen TM-Score fehlten, erreichten die Probanden der kantonalen PK auf den MBI-Skalen "Emotionale Erschöpfung" und "Entpersönlichung" signifikant niedrigere Werte, können also als weniger vom Burnout bedroht bezeichnet werden. Interessanterweise wurden auch einige Unterschiede im Fragebogen zur Einstellung zur Psychiatrie CAMI und im Stationsbeurteilungsbogen SBB gefunden: Die Probanden aus der kantonalen PK zeigten sich im CAMI, wenn auch nicht signifikant, etwas weniger sozial restriktiv und vor allem benevolenter, das heißt wohlwollender und in ihrer Einstellung zu den Patienten und der Psychiatrie gewährender. Bezüglich des SBB werden in Tabelle 4 nur die signifikanten Unterschiede aufgeführt: auf den Stationen, auf denen die Probanden der kantonalen PK arbeiteten, herrschte offensichtlich eine friedvollere, weniger aggressive Atmosphäre; zum anderen wurden dort auch auf Ordnung und Organisation bezogene Werte höher skaliert, das heißt, das Stationsleben dürfte dort möglicherweise funktionaler sein.

Tabelle 4. Vergleich der Probanden aus PUK und Kantonaler PK. Prozentsätze in Klammern.
*$n_2 = 29$; **$n_1 = 161$; ***$n_1 = 159$;
+$n_1 = 159$, $n_2 = 30$; ++$n_1 = 142$, $n_2 = 30$; +++$n_1 = 151$, $n_2 = 27$

	Pflegepersonal PUK $n_1 = 162$ (100)	Pflegepersonal Kantonale PK $n_2 = 31$ (100)	Signifikanz
Geschlecht: weiblich	93 (57)	21 (68)	n.s.
Alter (Jahre)*: Durchschnitt ± SD	36,9 ± 10,2	31,5 ± 8,9	$t = 2,64$, df = 189 $p = 0,009$
Zivilstand: verheiratet	72 (44)	15 (48)	n.s.
Kinder	87 (54)	15 (48)	n.s.
Ausländer	32 (20)	6 (19)	n.s.
Dauer der Berufstätigkeit (Jahre)**: Durchschnitt ± SD	9,9 ± 7,5	10,6 ± 9,5	n.s.
Gegenwärtige Anstellungsdauer (Jahre)***: Durchschnitt ± SD	5,4 ± 6,2	7,6 ± 8,7	n.s.
Diplomierte	133 (82)	27 (86)	n.s.
Teilzeitarbeit	67 (41)	6 (19)	$\chi^2 = 4,46$, $p = 0,35$
Schichtarbeit	83 (51)	19 (61)	n.s.
Ausbildung in psychiatrischer Krankenpflege	113 (70)	26 (84)	n.s.
Tätigkeitsbereich:			
Intensivtherapie	32 (20)	7 (23)	
Rehabilitation	64 (40)	4 (13)	$\chi^2 = 17,50$, df = 3
Gerontopsychiatrie	59 (36)	13 (42)	$p = 0,0006$
Anderes	7 (4)	7 (23)	
TM-Score	3,0 ± 0,7	2,9 ± 0,7	n.s.
MBI-Scores+:			
- Emotionale Erschöpfung	16,9 ± 8,6	12,2 ± 8,6	$t = 2,69$, df = 187 $p = 0,008$
- Entpersönlichung	7,4 ± 4,2	5,7 ± 3,9	$t = 2,07$, df = 187 $p = 0,040$
- Leistungszufriedenheit	26,7 ± 3,9	28,1 ± 4,7	n.s.
BL-Score++	17,2 ± 9,6	14,9 ± 8,9	n.s.
CAMI-Scores**:			
- Autoritarismus	9,5 ± 4,8	9,6 ± 3,5	n.s.
- Soziale Restriktivität	6,0 ± 4,7	4,5 ± 4,0	n.s.
- Benevolenz	30,6 ± 3,9	32,3 ± 3,4	$t = -2,24$, df 190 $p = 0,026$
SBB-Scores+++			
- Ärger und Aggression	55,2 ± 8,7	47,3 ± 5,5	$t = 6,19$, df = 53 $p = 0,0001$
- Ordnung und Organisation	45,1 ± 9,9	53,3 ± 7,8	$t = -4,07$, df = 176 $p = 0,0001$

Das letztgenannte Ergebnis ist insofern interessant, als es zeigt, daß gute Abteilungsorganisation, -funktionalität und -ordnung nicht unbedingt mit Restriktivität in bezug auf Patienten einhergehen müssen, und umgekehrt, eine benevolente, gewährende Haltung, die wahrscheinlich auch eine gelassene, freundliche Atmosphäre schafft, nicht mit Desorganisation und Unordnung gepaart sein muß. Ob die niedrigeren Burnoutwerte der Probanden aus der kantonalen PK mit diesen Charakteristika zusammenhängen, wird später an den Probanden der PUK nochmals untersucht. Die Probanden der kantonalen PK erleben offensichtlich einen geringeren beruflichen Streß (oder sie werden mit einem solchen besser fertig); möglicherweise kommt es deshalb bei ihnen seltener zu Teilzeitanstellung. Das Ergebnis, seltener unter einer Burnoutsymptomatik zu leiden, ist bei ihnen um so bemerkenswerter, als sie jünger sind; meistens sind es doch eher jüngere Mitarbeiter, die mit Burnout zu kämpfen haben. Es ist allerdings nicht ausgeschlossen, daß die an der Untersuchung partizipierenden Pflegepersonen eine besondere, mit der gesamten PK-Population nicht vergleichbare Gruppe darstellen.

9.4 Burnout beim Pflegepersonal der PUK

Die 162 an der Untersuchung beteiligten Pflegepersonen der PUK Bern wurden einer weitergehenden Analyse unterzogen.

Die Probanden sind wie folgt zu charakterisieren: Frauen bilden eine leichte Mehrheit. Die meisten Probanden sind Mitte 30, arbeiten seit ca. 10 Jahren im Beruf, die Hälfte davon in der PUK. Zirka die Hälfte ist verheiratet und hat Kinder, 20% stammen ursprünglich aus dem Ausland. Die große Mehrheit ist diplomiert bzw. in der psychiatrischen Krankenpflege ausgebildet. Ein recht hoher Anteil (über 40%) leistet nur Teilzeitarbeit, die Hälfte aller Teilnehmer Schichtarbeit (d.h. Tag-, Spät- und Nachtdienst). Genaue Zahlen bezüglich dieser Charakteristika sind der Tabelle 4 zu entnehmen.

Diese 162 Pflegepersonen stellen 55% des gesamten Pflegepersonals der PUK dar. In einem ersten Schritt haben wir deshalb untersucht, wie repräsentativ unsere Stichprobe für diese Gesamtgruppe ist, mit anderen Worten, ob und inwiefern sich die Responders von den Non-responders unterscheiden. 162 Responders wurden 129 Non-responders gegenübergestellt; zwei Personen, welche ungültige Fragebogen abgaben, wurden nicht berücksichtigt. Die Resultate sind in Tabelle 5 zusammengefaßt.

Unter den Partizipanden erwiesen sich die Diplomierten, das heißt in psychiatrischer Krankenpflege Ausgebildeten, und Mitarbeiter in Kaderpositionen übervertreten wie auch das Pflegepersonal, das auf Intensiv-(Aufnahme-) und Rehabilitationsstationen arbeitet, während die Mitarbeiter der gerontopsychiatrischen und der Suchtabteilungen unter den Teilnehmern untervertreten sind. Diese Unterschiede sind bei der Interpretation und insbesondere bei einer Verallgemeinerung der Resultate zu beachten.

Die durchschnittlichen, aufgrund von TM und MBI ermittelten Burnoutwerte der 162 PUK-Mitarbeiter sind in Tabelle 6 aufgeführt, zusammen mit analogen Werten anderer Untersuchungen, die auf in der Psychiatrie Tätige Bezug nehmen.

Tabelle 5. Pflegepersonal der PUK. Vergleich der Responders und Non-responders. Prozentsätze in Klammern.
*$n_1 = 159$, $n_2 = 128$

	Responders $n_1 = 162$ (100)	Non-responders $n_2 = 129$ (100)	Signifikanz
Geschlecht: weiblich	93 (57)	82 (64)	n.s.
Alter (Jahre): Durchschnitt $\pm$ SD	36,9 $\pm$ 10,2	36,7 $\pm$ 11,3	n.s.
Zivilstand: verheiratet	72 (44)	57 (44)	n.s.
Ausländer	32 (20)	34 (26)	n.s.
Gegenwärtige Anstellungsdauer (Jahre)*: Durchschnitt $\pm$ SD	5,4 $\pm$ 6,2	6,7 $\pm$ 8,7	n.s.
Diplomierte	133 (82)	81 (63)	$\chi^2 = 12,78$, $p = 0,0004$
Teilzeitarbeit	67 (41)	58 (45)	n.s.
Ausbildung in psychiatrischer Krankenpflege	113 (70)	65 (50)	$\chi^2 = 10,54$, $p = 0,001$
Kaderposition	33 (20)	13 (10)	$\chi^2 = 4,97$, $p = 0,026$
Tätigkeitsbereich: Intensivtherapie Rehabilitation Gerontopsychiatrie Suchttherapie	32 (20) 64 (40) 59 (36) 7 (4)	15 (12) 44 (34) 53 (41) 17 (13)	$\chi^2 = 10,74$, df = 3 $p = 0,013$

Dabei ergibt sich, daß unsere Werte den in der Literatur mitgeteilten durchaus entsprechen, insbesondere was den TM-Score und die MBI-Scores für "Emotionale Erschöpfung" und "Entpersönlichung" anbelangt. Dabei heben sich die Resultate von Snibbe et al. (1989) aus Kalifornien von denen anderer Autoren deutlich ab. Die in der dortigen psychiatrischen Klinik tätigen Sozialarbeiter scorten im Hinblick auf "Emotionale Erschöpfung" und "Entpersönlichung" doppelt so hoch wie unsere Mitarbeiter. Allerdings fällt auf, daß unsere Mitarbeiter im Hinblick auf eigene Leistungszufriedenheit die niedrigsten Werte aufweisen.

Tabelle 6. Burnoutwerte beim Pflegepersonal der PUK im Vergleich zu anderen psychiatrischen Stichproben

	Anzahl (n)	TM	MBI (Häufigkeit) Emotionale Erschöpfung	Entpersön- lichung	Leistungs- zufrieden- heit
Pflegepersonal PUK Bern	162	3,0	17,0	7,3	26,3
"Direct service workers in mental health and mental retardation settings", Pennsylvania (Stout u. Williams 1983)	78	3,1	18,8	7,9	35,3
In der PK Tätige, BRD (Enzmann u. Kleiber 1989)	35	2,9			
"Mental health workers", USA (Maslach u. Jackson 1986)	730		16,9	5,7	30,9
"Psychiatric staff nurses", Dublin (Dolan 1987)	30		12,4	5,5	34,6
Psychiatrisches Pflege- personal, Grossbritannien (Firth et al. 1987)	200		?	5,9	35,9
PK, Kalifornien (Snibbe et al. 1989)					
Psychiater	15		30,7	14,9	38,1
Psychologen	13		27,3	6,7	41,0
Sozialarbeiter	23		37,9	14,3	39,2

Tabelle 7 enthält die Korrelationen, die zwischen Tedium Measure TM, den einzelnen Subskalen des Maslach Burnout Inventory MBI und der Beschwerdenliste BL bestehen.

Tabelle 7. Korrelation zwischen einzelnen Burnoutmessinstrumenten (TM, MBI) und BL. Angegeben sind jeweils der Korrelationskoeffizient nach Pearson, die Signifikanz und die Anzahl. (EME = Emotionale Erschöpfung, DEP = Entpersönlichung, LZ = Leistungszufriedenheit des MBI)

	TM	MBI: EME	MBI: DEP	MBI: LZ	BL
TM	-	0,80 0,0001 159	0,48 0,0001 159	-0,45 0,0001 159	0,63 0,0001 142
MBI: EME		-	0,50 0,0001 152	-0,34 0,0001 152	0,59 0,0001 140
MBI: DEP			-	-0,20 0,012 152	0,35 0,0001 140
MBI: LZ				-	-0,26 0,002 140
BL					-

Vor allem zeigte sich, daß TM-Scores mit der "Emotionalen Erschöpfung" (EME) des MBI erwartungsgemäß hoch korrelieren; eine mittlere positive bzw. negative Korrelation ergibt sich zwischen TM und den MBI-Subskalen "Entpersönlichung" und "Leistungszufriedenheit". Die Korrelationen zwischen BL und MBI sind etwas kleiner als die zwischen TM und MBI. Die hohe Korrelation zwischen TM und Emotionaler Erschöpfung des MBI und die praktisch gleich hohen Korrelationskoeffizienten zwischen BL und TM einerseits und BL und Emotionaler Erschöpfung des MBI andererseits bestätigen, daß beide Instrumente, TM und die EME-Subskala des MBI, höchstwahrscheinlich den gleichen Sachverhalt erfassen, während mit den Beschwerden, die mit BL erfaßt wurden, eine Verwandtschaft, jedoch keine Gleichheit, besteht. Auch zur "Entpersönlichung" weisen die beiden Instrumente TM und die EME-Subskala des MBI praktisch identische Korrelationen auf.

9.5 Burnoutkorrelationen mit den untersuchten Variablen (1)

Die festgestellten Abhängigkeiten der Burnoutwerte bzw. des BL-Scores von den untersuchten demographischen und Arbeitsvariablen veranschaulicht Tabelle 8, wobei nur diejenigen Variablen aufgetragen wurden, bei denen zumindest einige signifikante Resultate gefunden wurden.

Tabelle 8. Abhängigkeit der Burnoutwerte von demographischen und Arbeitsvariablen. Abkürzungen s. Tabelle 7

	Anzahl (n)	TM	MBI: EME	MBI: DEP	MBI: LZ	BL
Geschlecht: männlich	81-93	n.s.	n.s.	n.s.	n.s.	18,8 ± 9,0
weiblich	61-69					14,9 ± 10,1
						t =2,43
						df=140
						p =0,016
Alter:	142-162	r = -0,32	r = -0,26	r = -0,29	r = 0,25	n.s.
		p = 0,0001	p = 0,0008	p =0,0002	p = 0,0015	
Zivilstand:						
verheiratet	63-72	2,8 ± 0,7	n.s.	n.s.	27,4 ± 3,5	15,1 ± 9,3
nicht verheiratet	79-90	3,1 ± 0,8			26,1 ± 4,1	18,8 ± 9,6
		t = 2,58			t = -2,11	t = 2,31
		df = 160			df = 157	df = 140
		p = 0,011			p = 0,037	p = 0,022
Kinder:						
ja	66-75	2,9 ± 0,7	15,3 ± 8,4	n.s.	n.s.	n.s.
keine	76-87	3,1 ± 0,8	18,1 ± 8,7			
		t = 2,16	t = 2,06			
		df = 160	df = 157			
		p = 0,032	p = 0,041			
Qualifikation:						
Diplomierte	119-133	3,1 ± 0,8	17,7 ± 8,7	7,7 ± 4,2	n.s.	n.s.
Hilfen	23-29	2,6 ± 0,6	12,6 ± 7,0	5,9 ± 3,7		
		t = 3,04	t = 2,87	t = 2,02		
		df = 160	df = 157	df = 157		
		p = 0,003	p = 0,005	p = 0,045		
Beschäftigungsgrad:						
voll	87-95	2,9 ± 0,8	n.s.	n.s.	27,4 ± 3,8	n.s.
Teilzeit	55-67	3,2 ± 0,7			25,6 ± 3,7	
		t = -2,36			t = 2,96	
		df = 160			df = 157	
		p = 0,019			p = 0,003	
Schichtarbeit:						
ja	71-83	3,1 ± 0,7	n.s.	8,2 ± 4,7	26,0 ± 3,5	n.s.
keine	71-79	2,8 ± 0,8		6,6 ± 3,5	27,4 ± 4,1	
		t = 2,62		t = 2,45	t = -2,20	
		df = 160		df = 147	df = 157	
		p = 0,010		p = 0,016	p = 0,029	
Kaderposition:						
ja	29-33	n.s.	n.s.	n.s.	28,6 ± 3,6	n.s.
nein	113-129				26,2 ± 3,8	
					t = 3,33	
					df = 157	
					p = 0,001	
Abteilungsgröße:						
11 Betten	27-33	2,7 ± 0,6	n.s.	5,1 ± 3,2	n.s.	n.s.
12-20 Betten	110-124	3,1 ± 0,8		7,9 ± 4,1		
		t = -2,62		t = -3,49		
		df = 155		df = 152		
		p = 0,010		p = 0,0006		

Keine signifikanten Beziehungen zeigten sich im Hinblick auf den Ausländerstatus, die Dauer der beruflichen Tätigkeit, die gegenwärtige Anstellungsdauer und schließlich die Ausbildung in der psychiatrischen vs. allgemeinen Krankenpflege.

Die meisten Unterschiede wurden bei der Anwendung der TM-Skala festgestellt, die sich somit als ein recht sensibles Instrument erweist. Die geringsten Unterschiede ergaben sich hingegen bei der Anwendung der BL, womit sich erneut zu bestätigen scheint, daß die BL etwas anderes mißt bzw. daß TM und MBI in der Tat ein besonderes Syndrom abbilden, das mit den allgemeinen Beschwerden nicht gleichzusetzen ist. Frauen und nicht verheiratete Mitarbeiter erreichten übrigens auf der BL höhere Werte. Zur Erinnerung und zum Vergleich nochmals die von von Zerssen (1973) angegebenen BL-Kennwerte für Gesunde und Neurotiker: 10,1 ± 7,9 bzw. 23,7 ± 12,0. Die in unserer Stichprobe festgestellten Werte liegen also höher als die der Gesunden von von Zerssen, erreichen indessen seine Neurotikerwerte nicht.

Eine mäßige, wohl aber signifikante Korrelation zeigt sich zwischen dem Alter und den Burnoutwerten. Das Resultat deutet an, daß höheres Alter vor Burnout schützt, wobei diese Beziehung von der Dauer der beruflichen Tätigkeit bzw. der gegenwärtigen Anstellungsdauer nicht abzuhängen scheint. Auch Verheiratete bzw. Mitarbeiter mit Kindern erreichen niedrigere Burnoutwerte, wobei diese Variablen mit höherem Alter korrelieren dürften.

Zwischen den Burnoutwerten und einzelnen Arbeitsvariablen ergaben sich verschiedene Beziehungen. Höhere Burnoutwerte wurden erreicht von diplomiertem Pflegepersonal, von denjenigen, die Schichtarbeit leisten und/oder in Teilzeitanstellung sind. Nur eine Minderheit der Mitarbeiter hat das Privileg, auf kleinen Abteilungen zu arbeiten und Kaderpositionen innezuhaben. Auf den kleineren Abteilungen liegen die Burnoutwerte niedriger; das Kaderpersonal ist mit seiner Arbeitsleistung zufriedener.

In Tabelle 9 werden Korrelationen der TM- und MBI-Burnoutwerte (wie auch des BL-Scores) mit den CAMI- und SBB-Werten aufgezeichnet. Mit CAMI werden gewisse Aspekte der Einstellung zur Psychiatrie und zu psychisch Kranken erfaßt. Es ergab sich, daß eine autoritärere und restriktivere, aber auch eine benevolentere Einstellung mit dem Burnout Phänomen kaum in Beziehung stehen. Eine einzige schwache Korrelation bestand zwischen Autoritarismus und TM; Mitarbeiter mit autoritärer Einstellung erreichten auf TM niedrigere Burnoutwerte. Allerdings korreliert das Maß an Autoritarismus positiv mit dem Alter, das seinerseits eine noch deutlichere negative Beziehung zu Burnout aufweist.

Auch zwischen vielen Subskalen des SBB, der die Atmosphäre auf der Abteilung zu erfassen sucht, und Burnout fanden sich keine Korrelationen: diesbezüglich spielt das Maß an Autonomie-, Praxis- und Problemorientiertheit, Klarheit des Behandlungskonzeptes und Kontrolle durch Personal offensichtlich keine wesentliche Rolle. Hingegen scheinen im Hinblick auf das Erleben des Burnoutsyndroms vier Faktoren von Bedeutung zu sein: die Anteilnahme, das heißt das Ausmaß der Beteiligung aller Gruppen am Stationsleben, und die Unterstützung, das heißt das Ausmaß gegenseitiger Unterstützung aller Stationsmitglieder, korrelieren schwach negativ mit Burnoutwerten. Hochsignifikante und viel deutlichere Korrelationen ergeben sich hingegen im Hinblick auf den Faktor Ordnung und Organisation, der die Funktionalität der Station erfaßt, und den Faktor Ärger und Aggression, der das Ausmaß an offenem Ärger und deutlichen Aggressionen ausdrückt. Je ausgeprägter Ordnung und

Tabelle 9. Korrelationen der Burnoutwerte mit den einzelnen CAMI- und SBB-Subskalen. Abkürzungen s. Tabelle 7

	TM	MBI: EME	MBI: DEP	MBI: LZ	BL
CAMI	n = 152	n = 159	n = 159	n = 159	n = 142
- Autoritarismus	r = −0,25 p = 0,001	n.s.	n.s.	n.s.	n.s.
- soziale Restriktivität	n.s.	n.s.	n.s.	n.s.	n.s.
- Benevolenz	n.s.	n.s.	n.s.	n.s.	n.s.
SBB	n = 151	n = 150	n = 150	n = 150	n = 131
- Anteilnahme	r = −0,25 p = 0,020	n.s.	n.s.	r = 0,18 p = 0,023	r = −0,31 p = 0,0003
- Unterstützung	r = −0,33 p = 0,0001	n.s.	r = −0,21 p = 0,011	n.s.	n.s.
- Spontaneität	n.s.	n.s.	n.s.	r = 0,17 p = 0,037	n.s.
- Autonomie	n.s.	n.s.	n.s.	n.s.	n.s.
- Praxisorientiertheit	n.s.	n.s.	n.s.	n.s.	n.s.
- Problemorientiertheit	n.s.	n.s.	n.s.	n.s.	n.s.
- Ärger und Aggression	r = 0,53 p = 0,0001	r = 0,41 p = 0,0001	r = 0,33 p = 0,0001	r = −0,28 p = 0,0005	r = 0,32 p = 0,0002
- Ordnung und Organisation	r = −0,48 p = 0,0001	r = −0,41 p = 0,0001	r = −0,33 p = 0,0001	r = 0,22 p = 0,008	r = −0,21 p = 0,016
- Klarheit des Behandlungskonzeptes	n.s.	n.s.	n.s.	n.s.	n.s.
- Kontrolle durch Personal	n.s.	n.s.	n.s.	n.s.	n.s.

Organisation auf einer Abteilung sind und je geringer Ärger und Aggression vermerkt wurden, desto seltener kommt es zum Burnout. Beide Subskalen korrelieren übrigens hochsignifikant negativ miteinander: je höher der Grad an Ordnung und Organisation, desto weniger Ärger und Aggression und umgekehrt. Auch hier sind es die kleinen Abteilungen, die signifikant niedrigere Werte im Hinblick auf Ärger und Aggression und höhere Werte im Hinblick auf Ordnung und Organisation aufweisen.

9.6 Vergleich der Therapiebereiche in der PUK

Wie bereits aufgeführt, rekrutierten sich die Probanden der PUK aus dem Akutbehandlungsbereich, dem Rehabilitationsbereich, dem gerontopsychiatrischen und dem Suchtbereich. Diese Bereiche wurden im Hinblick auf Burnout miteinander verglichen, wobei der Suchtbereich wegen der zu kleinen Zahl von 7 (28%) partizipierenden Probanden unberücksichtigt blieb. Es sei vorausgeschickt, daß sich die übrigen drei Bereiche im Hinblick auf die demographischen und die meisten arbeitsbezogenen Charakteristika der jeweiligen Probanden nicht voneinander unterschieden; eine Ausnahme bildete der größere Anteil primär nicht psychiatrisch ausgebildeter und nicht diplomierter Pflegepersonen und der kleinere Anteil im Schichtbetrieb Eingesetzter auf den gerontopsychiatrischen Abteilungen. Die Resultate dieses Vergleiches sind Tabelle 10 zu entnehmen.

Der Teil 1 der Tabelle 10 zeigt, daß sich der gerontopsychiatrische Bereich vom Akutbehandlungs- und Rehabilitationsbereich in bezug auf die Burnoutwerte unterscheidet. Zwischen dem Akut und dem Rehabilitationsbereich bestanden diesbezüglich keine signifikanten Unterschiede. Aus Tabelle 10 ergibt sich, daß die Burnoutwerte auf den gerontopsychiatrischen Abteilungen geringer waren als in den übrigen zwei Bereichen, vor allem im Vergleich mit dem Akutbehandlungsbereich. Schließlich ließen sich die Unterschiede zwischen den Bereichen im Hinblick auf die Burnoutskalen mit der Beschwerdenliste BL nicht reproduzieren; die BL ist also - im Gegensatz zu TM und MBI - nicht imstande, zwischen den Bereichen zu differenziern.

Unterscheiden sich die Bereiche auch in der Beurteilung ihrer jeweiligen Stationen mit Hilfe des Stationsbeurteilungsbogens SBB? Tabelle 10 zeigt im Teil 2, daß dies der Fall ist. Im Akutbereich, wo sich die höchsten Burnoutwerte fanden, wurden auf den SBB-Subskalen "Unterstützung" wie auch "Ordnung und Organisation" die geringsten Werte angegeben, auf der Subskala "Ärger und Aggression" hingegen die höchsten. Interessanterweise wird von den Probanden die Arbeit auf der Gerontopsychiatrie im Vergleich zu den übrigen Bereichen als weniger praxis- und problemorientiert bewertet; dieser Bereich erreichte außerdem die niedrigsten Werte für Ärger und Aggression, die höchsten hingegen für Ordnung und Organisation. Die Resultate des SBB werden übrigens in verteilungstransformierten T-Werten angegeben, so daß die einzelnen Subskalenwerte untereinander direkt vergleichbar sind. Wie aus Tabelle 10 ersichtlich, streuen die einzelnen Werte innerhalb des Gerontopsychiatriebereiches nur geringfügig, etwas größer im Rehabilitationsbereich, am größten im Akutbehandlungsbereich. Gerade dort werden auch die niedrigsten Werte für Ordnung und Organisation sowie Unterstützung und die höchsten für Ärger und Aggression registriert. Der Rehabilitationsbereich hebt sich zum Teil deutlich von den übrigen Bereichen im Hinblick auf das höhere Maß an Spontaneität, Autonomie, Praxis- und Problemorientiertheit wie auch Klarheit des Behandlungskonzeptes ab.

Tabelle 10 (Teil 1). Vergleich der drei PUK-Bereiche in bezug auf die Burnoutskalen. Abkürzungen s. Tabelle 7

	Akutbereich $n_1 = 32$	Signifikanz n_1 vs. n_2	Gerontopsychiatrie $n_2 = 59$	Signifikanz n_2 vs. n_3	Rehabilitationsbereich $n_3 = 64$
TM	3,3 ±0,6	t =3,95 df = 89 p =0,0002	2,7 ±0,8	t =3,2 df = 121 p =0,001	3,1 ±0,7
MBI: EME	19,5 ±7,2	t =2,91 df = 87 p =0,005	14,1 ±8,8	t =2,30 df = 118 p =0,023	17,8 ±8,8
MBI: DEP	8,9 ±4,3	t =2,79 df = 87 p =0,006	6,5 ±3,50	n.s.	7,4 ±4,3
MBI: LZ	25,0 ±3,8	t =-3,38 df = 87 p =0,001	27,9 ±4,0	n.s.	26,5 ±3,6
BL	18,6 ±11,5	n.s.	16,2 ±8,6	n.s.	17,9 ±9,6

Tabelle 10 (Teil 2). Vergleich der drei PUK-Bereiche in bezug auf den SBB (Stationsbeurteilungsbogen).

	Akutbereich $n_1 = 32$		Signifikanz n_1 vs. n_2	Gerontopsychiatrie $n_2 = 52$		Signifikanz n_2 vs. n_3	Rehabilitationsbereich $n_3 = 61$	
SBB:								
- Anteilnahme	48,9	±7,0	n.s.	48,5	±8,2	t = 2,01 df = 111 p = 0,047	51,7	±8,6
- Unterstützung	42,8	±6,6	t = −2,06 df = 82 p = 0,043	45,7	±6,2	n.s.	46,4	±7,9
- Spontaneität	48,6	±10,2	n.s.	47,0	±8,9	t = 3,49 df = 111 p = 0,0007	53,3	±10,1
- Autonomie	51,8	±10,9	n.s.	47,6	±11,1	t = 6,32 df = 89 p = 0,0001	59,2	±7,7
- Praxisorientiertheit	51,9	±8,4	t = 3,40 df = 82 p = 0,001	45,9	±7,5	t = 8,18 df = 111 p = 0,0001	57,8	±7,9
- Problemorientiertheit	51,9	±7,0	t = 4,40 df = 82 p = 0,0001	45,3	±6,6	t = 5,88 df = 111 p = 0,0001	53,1	±7,4
- Ärger und Aggression	61,3	±8,0	t = 7,17 df = 82 p = 0,0001	49,3	±7,0	t = 5,25 df = 111 p = 0,0001	56,8	±7,8
- Ordnung und Organisation	37,4	±5,4	t = −8,95 df = 82 p = 0,0001	51,3	±8,7	t = −3,79 df = 111 p = 0,0002	44,6	±9,8
- Klarheit des Behandlungskonzeptes	48,5	±7,5	n.s.	48,2	±9,5	t = 5,69 df = 111 p = 0,0001	57,5	±7,8
- Kontrolle durch Personal	48,3	±8,4	n.s.	46,9	±8,0	n.s.	44,3	±6,4

61

9.7 Burnoutkorrelationen mit den untersuchten Variablen (2)

Unter Einsatz weiterer Instrumente wurde bei einem Teil der Probanden versucht, auch weitere Dimensionen zu explorieren, die mit Burnout in Beziehung stehen könnten. Für diesen Teil der Untersuchung wurden diejenigen Probanden ausgewählt, die auf der TM-Skala niedrige bzw. hohe Werte aufwiesen. Genauer gesagt, haben wir die Probanden in drei Gruppen aufgeteilt und diejenigen, deren TM-Werte sich im mittleren Drittel der Wertskala befanden, aus der weiteren Studie ausgeschlossen. Als Maßstab für die beschriebene Dreiteilung dienten die erreichten TM-Werte, und zwar wegen der Einfachheit der TM-Skala, die einen einzigen Score ergibt, aber auch angesichts der Tatsache, daß diese Skala sich in unserer Untersuchung als sehr sensibles Instrument erwies. Das Ziel des Vorgehens bestand darin, die Probanden mit tiefen bzw. hohen TM-Burnoutscores vergleichend gegenüberzustellen.

An 96 Probanden wurden Fragebogen geschickt, 60 auswertbare Sets kamen zurück. Nur ein einziger Proband stammte aus dem Suchtbereich; als "Ausreißer" wurde er bei der Analyse nicht berücksichtigt. Leider füllten nicht alle übriggebliebenen 59 Probanden alle Fragebogen aus.

Der Vergleich der Probanden mit niedrigen und hohen TM-Burnoutwerten wird in Tabelle 11 präsentiert. Wie dort gezeigt, erreichte die erste Gruppe TM-Werte zwischen 1,3 - 2,7, die zweite zwischen 3,3 und 4,9. Der Durchschnittswert für die gesamte erfaßte PUK-Population betrug 3,0.

Zwischen den beiden Gruppen bestehen im Hinblick auf einzelne eingesetzte Skalen zum Teil erhebliche Unterschiede. Die SAA-Skala für Subjektive Arbeitsanalyse spiegelt wider, wie der Proband seine Situation am Arbeitsplatz subjektiv beurteilt. Probanden mit tiefen TM-Burnoutwerten scorten wesentlich höher auf der Subskala Transparenz, die die Klarheit der gestellten Aufgaben und den Umfang des Informationsstandes wiedergibt. Diese Probanden bewerteten ihre Arbeitsbelastung sowohl in bezug auf das Arbeitsvolumen wie auf die Arbeitsschwierigkeiten wesentlich niedriger. Interessanterweise ergaben sich keine Unterschiede in den Dimensionen wie Handlungsspielraum (die die Arbeitsautonomie und Variabilität der Arbeit erfaßt) und in der Subskala Soziale Struktur (die sich auf die Unterstützung durch Kollegen und Respektierung durch Vorgesetzte bezieht). Somit scheinen die sozialen Beziehungen am Arbeitsplatz im engeren Sinne weniger wichtig zu sein, was übrigens auch durch das Resultat der SSSA-Skala zur Erfassung von Sozialen Stressoren am Arbeitsplatz belegt wird. Bei dieser, das soziale Gruppenklima und die persönlichen Animositäten und Konflikte erfassenden Skala fällt vor allem die sehr große Streuung auf; eine Trennung der beiden Gruppen war indessen mit dieser Skala nicht möglich.

Mehrere Unterschiede ergaben sich im Münchener Persönlichkeitstest MPT. Probanden beider Gruppen zeigten sich gleich hoch motiviert, die Skala auszufüllen. Probanden mit hohen TM-Burnoutwerten wiesen auf dieser Skala größere neurotische Tendenzen und weniger Frustrationstoleranz auf, sie dürften aber auch als weniger normorientiert bzw. weniger konventionell bezeichnet werden: Sie sind weniger rigide, weisen mehr esoterische Tendenzen auf, neigen aber auch vermehrt dazu, sich zu isolieren. Dies schließt jedoch nicht aus, daß sie nicht mehr Kontakt bzw.

Tabelle 11. Vergleich der Probanden mit tiefen und hohen TM-Burnoutwerten im Hinblick auf ihre Arbeitssituation (SAA, SSSA), Persönlichkeitscharakteristika (MPT), Lebensereignisse (LE) und soziale Unterstützung (ASSIS)

	Probanden mit tiefen TM-Werten (1,3 - 2,7) n_1 = 30-31	Probanden mit hohen TM-Werten (3,3 - 4,9) n_2 = 27-28	Signifikanz
SAA (n_1 = 31, n_2 = 28)			
- Handlungsspielraum	4,3 ±3,3	4,8 ±2,8	n.s.
- Transparenz	22,9 ±4,3	18,3 ±3,6	t = 4,44, df = 57; p = 0,0001
- Verantwortung	17,5 ±3,8	17,2 ±3,5	n.s.
- Qualifikation	29,3 ±6,0	27,2 ± 5,2	n.s.
- Soziale Struktur	26,3 ±5,6	26,4 ± 5,3	n.s.
- Arbeitsbelastung	8,9 ±4,1	13,2 ± 3,8	t = -4,17, df = 57; p = 0,0001
SSSA (n_1 = 31, n_2 = 28)	8,9 ±10,2	12,5 ± 11,7	n.s.
MPT (n_1 = 30, n_2 = 28)			
- Motivation zum Rating	8,2 ±1,2	8,2 ± 1,1	n.s.
- Normorientiertheit	15,7 ±1,8	13,6 ± 2,3	t = 3,73, df = 56; p = 0,0005
- Extraversion	11,5 ±5,0	11,2 ± 6,7	n.s.
- Neurotische Tendenzen	6,3 ±3,7	10,1 ± 4,5	t = -3,55, df = 56; p = 0,0008
- Frustrationstoleranz	8,9 ±3,5	6,5 ± 3,3	t = 2,79, df = 56; p = 0,007
- Rigidität	10,1 ±4,9	6,4 ± 4,5	t = 3,04, df = 56; p = 0,004
- Isolationstendenzen	2,7 ±2,3	4,6 ± 2,5	t = -3,13, df = 56; p = 0,003
- Esoterische Tendenzen	2,4 ±1,7	3,7 ± 2,7	t = -2,11, df = 44; p = 0,040
- Schizoidie	5,1 ±3,1	8,3 ± 3,5	t = -3,72, df = 56; p = 0,0005
LE (n_1 = 30, n_2 = 28)	32,3 ±22,7	49,7 ± 40,2	t = -2,00, df = 42; p = 0,052
ASSIS (n_1 = 31, n_2 = 27)			
- Soziale Unterstützung total	8,2 ±3,5	7,0 ±2,9	n.s.
- Zufriedenheit mit der Unterstützung	17,0 ±1,3	15,9 ±2,2	t = 2,29, df = 39; p = 0,027
- Bedürfnis nach Unterstützung	12,6 ±2,3	14,0 ±2,1	t = -2,48, df = 56; p = 0,016

mehr Unterstützung wünschten. Wie ASSIS (Arizona Social Support Interview Schedule) belegt, weisen sie nämlich ein ausgeprägteres Bedürfnis nach Unterstützung auf. Der Umfang der Unterstützung, die sie von ihren Bezugspersonen erhalten, istpraktisch gleich wie bei den Probanden der Gruppe mit tiefen TM-Burnoutwerten. Übrigens wurde auch im Hinblick auf die konfliktfrei bzw. konfliktreich gewährte Unterstützung kein Unterschied zwischen den beiden Gruppen festgestellt. Die sich eher "ausgebrannt" fühlenden Probanden waren allerdings mit der ihnen gewährten Unterstützung weniger zufrieden. Sie scheinen außerdem in den letzten sechs Monaten belastendere Lebensereignisse erlebt zu haben, auch wenn der Unterschied diesbezüglich nur an der Grenze der Signifikanz liegt.

Durch ein *offenes Interview* mit 61 Mitarbeitern, die im TM niedrige oder hohe Werte angegeben hatten, wurde die Untersuchung abgerundet. In diesem Interview stellten wir die Frage "Welches sind die drei positivsten und die drei negativsten Aspekte Ihrer Arbeit?". Die meisten Befragten gaben dementsprechend je drei, einige wenige mehr als drei Aspekte an. Im folgenden werden je ein Beispiel der Aussagen für positive und negative Arbeitsaspekte, wie sie von den Teilnehmern vorgebracht wurden, wiedergegeben. Auch hier wurden die Aussagen nach persönlichen Notizen des Untersuchers zu einem späteren Zeitpunkt aufgeschrieben.

Beispiel für positive Arbeitsaspekte

"Bei uns auf der Station haben wir momentan einen sehr guten Zusammenhalt im Pflegeteam. Wir verstehen uns, ich kann ich selbst sein, und jeder hat seinen Platz. Ich fühle mich akzeptiert und geschätzt. Wir können uns gut absprechen, austauschen und auch kritisch sein. Auch der Abteilungschef unterstützt uns hundertprozentig, wir können offen miteinander sprechen und Meinungsverschiedenheiten austragen. Das ist sehr wichtig für mich, vor allem wenn wir Probleme mit den Ärzten haben. Da braucht man die gegenseitige Unterstützung, sonst wäre das alles zu belastend.

Für mich ist der Kontakt zu den Patienten und überhaupt zu Mitmenschen ein Bedürfnis. Der Austausch mit den Patienten auf gleicher Ebene und die stetigen Forderungen an meine Person, die die Arbeit mit den Patienten stellt, das erlebe ich als sehr befriedigend. Es passiert natürlich nicht jeden Tag, aber wenn ich mit den Patienten etwas Positives erreichen kann, dann fühle ich mich gut. Auf unserer Station können wir die Freizeit selbst einteilen. Wir sprechen uns gegenseitig ab, und das klappt fast immer. So kann ich selbst entscheiden, wie ich arbeiten will. Natürlich müssen wir manchmal Kompromisse schließen, dazu bin ich auch gerne bereit, wenn es auf Gegenseitigkeit beruht. Die unregelmäßige Arbeitszeit ist für mich kein Problem, im Gegenteil, ich schätze das. Samstag und Sonntag frei wäre nichts für mich, da sind viele Leute unterwegs. Auch kann ich Teilzeit arbeiten, das finde ich gut, weil ich die Erholung brauche. Es ist zwar recht anstrengend, wenn ich vom Frei zurückkomme und fast niemand mehr kenne, weil viele Patienten ausgetreten und viele neue Patienten gekommen sind. Aber alles kann man ja wohl nicht haben.

Es ist schön, daß wir auf der Station mitreden und selbständig handeln können, das gibt mir ein Gefühl der Verantwortlichkeit, das ich sehr zu schätzen weiß, auch wenn nicht immer alles reibungslos abläuft."

Beispiel für negative Arbeitsaspekte

"Bei uns auf der Abteilung klappt es gar nicht. Ständig gibt es Auseinandersetzungen mit den Ärzten und Paramedizinern. Vor allem mit dem Oberarzt gibt es stets Probleme. Wenn man ihn braucht, wenn Fragen da sind, ist er nie zu erreichen. Und dann kommt er, und wir müssen alles stehen lassen und ihm zur Verfügung stehen. Und Assistenzärzte sind häufig ganz unerfahren, manchmal ist es ihre erste Stelle überhaupt, die sind doch in schwierigen Situationen überfordert! Es braucht einfach den Oberarzt, und der erscheint eben immer zur schlechtesten Zeit. Ich weiß nicht, ob das alle so erleben - mich stört es aber sehr.

Auch das Pflegeteam ist irgendwie gespalten. Und wenn ich diese Konflikte ansprechen will, werde ich noch kritisiert. Also schweige ich lieber. Hintenrum wird dann viel geschimpft. Die Stationsleitung ist bemüht, überall zu vermitteln und die Wogen zu glätten, ausgetragen werden die Konflikte aber nicht. Es sieht zwar nachher so aus, als wäre alles in Ordnung, aber dabei ist alles nur verdeckt, und die Spannungen sind trotzdem da. Wir haben zum Beispiel einen Mitarbeiter im Team, mit dem mehrere von uns Probleme haben. Aber niemand wagt es, diese Probleme anzusprechen. Vielleicht, weil es ja doch nichts nützt und alles verharmlost wird. Es ist sehr frustrierend und für mich total unbefriedigend, so zu arbeiten.

Mich ärgert auch manchmal sehr, daß wir so schlecht bezahlt sind. Wenn man bedenkt, welche Verantwortung wir zu tragen haben und welchen psychischen und physischen Belastungen wir ausgesetzt sind! Vor allem die Beförderungspolitik ist lausig. Wenn ich einmal die obere Grenze meiner Lohnklasse erreicht habe, passiert gar nichts mehr. Ich kann mich fort- und weiterbilden, Mehreinsatz leisten, zusätzliche Aufgaben übernehmen - der Lohn bleibt immer derselbe. Manchmal denke ich, weshalb tue ich das alles, wenn einer, der das Minimum leistet, seine Stunden nur absitzt, dann doch denselben Lohn bezieht? Ich finde, das ist höchst ungerecht. Ich wünsche mir manchmal, die Pflegeleitung würde sich diesbezüglich etwas mehr für uns einsetzen: Es ist doch auch in ihrem Interesse, daß die Mitarbeiter motiviert und zufrieden sind."

Die am meisten genannten positiven bzw. negativen Aspekte sind in Tabelle 12 zusammengefaßt. Es zeigte sich zunächst, daß je nach Ausgestaltung bestimmte Arbeitsaspekte eine Quelle der Befriedigung oder aber der Frustration sein können. An erster Stelle muß diesbezüglich die Zusammenarbeit im Team genannt werden, die jeweils an erster Stelle genannt wurde: gute Teamarbeit wird von den meisten als ein positiver, problematische Teamarbeit am häufigsten als ein negativer Arbeitsaspekt angesehen. Auf ähnliche positive oder negative Art kann auch die Arbeit mit dem

Tabelle 12. Resultate des offenen Interviews (n = 61 = 100%). Die am häufigsten genannten positiven und negativen Aspekte der Arbeit. Prozentsätze in Klammern

Positive Arbeitsaspekte

1. Gute Zusammenarbeit im Team	39	(64)
2. Arbeit/Kontakt/Auseinandersetzung mit Patienten	27	(44)
3. Frei mitbestimmbare Arbeitszeiten	26	(43)
4. Autonomie bei der Arbeit	21	(34)
5. Gute Unterstützung seitens der Pflegeleitung	17	(28)
6. Äußerer Rahmen der Arbeit (Lage, Räumlichkeiten)	11	(18)
7. Weiterbildungs- und Supervisionsmöglichkeiten	9	(15)
8. Offenheit der Leitung für Neuerungen	9	(15)

Tabelle 12 (Fortsetzung).

Negative Arbeitsaspekte

---

1. Konflikte im Team	26	(43)
2. Schlechte Lohn- und Beförderungsbedingungen	24	(39)
3. Große Mitarbeiterfluktuation	19	(31)
4. Schlechte Arbeitszeiten	17	(28)
5. Konflikte mit Ärzten	16	(26)
6. Ungenügende Unterstützung seitens der Direktion	15	(25)
7. Ungenügende Unterstützung seitens der Pflegeleitung	14	(23)
8. Unklare Haltung der Direktion	14	(23)
9. Probleme mit der Verwaltung	14	(23)
10. Schwierige, aggressive Patienten	13	(21)
11. Unklare Kompetenzen einzelner Berufsgruppen	9	(18)

Patienten selbst, die Frage der Arbeitszeiten oder die Frage der Unterstützung durch die Pflegeleitung bewertet werden. Die in diesem freien Interview als negativ bezeichneten Arbeitsaspekte sind schon angesprochen bzw. mit den bei der Untersuchung benutzten Instrumenten teilweise bereits erfaßt worden. Konflikte im Team und mit den Ärzten wie auch Probleme mit schwierigen, aggressiven Patienten können mit der Subskala "Ärger und Aggression" des Stationsbeurteilungsbogens SBB in Beziehung gesetzt werden; die Aussagen über unklare Haltung der Direktion und unklare Kompetenzen einzelner Berufsgruppen lassen sich mit der Subskala "Ordnung und Organisation" des SBB bzw. mit der Subskala "Transparenz" des Fragebogens zur subjektiven Arbeitsanalyse SAA in Beziehung bringen.

9.8 Resultate der multivariaten Auswertung

Resultate der Regressionsanalyse

Wie wir in Tabelle 8 und Tabelle 9 gesehen haben, korrelieren verschiedene der untersuchten Variablen mehr oder weniger mit den einzelnen Scores der Burnoutskalen TM und MBI. Es stellt sich die Frage, welche Variablen im Hinblick auf Burnout die wichtigste Rolle spielen, dies um so mehr, als sie selbst voneinander abhängig sind: ältere Mitarbeiter sind häufig auch verheiratet und haben Kinder usw. Mittels einer multiplen Regressionsanalyse versuchten wir, die Frage zu beantworten, welche Faktoren eines multiplen Modells die abhängige Variable am besten erklären. Als abhängige Variable bezeichneten wir die erreichten TM-Scores als Maß des Burnout. In einem ersten Modell berücksichtigten wir alle Variablen, welche sich anläßlich der univariaten Auswertung unter Einbezug aller PUK-Probanden als bedeutsam erwiesen haben, das heißt meistens in einer signifikanten Beziehung zu Burnoutskalen standen. Es handelt sich um die stattliche Zahl von 17 Variablen, durch die insgesamt 46 % der Varianz erklärt werden. Allerdings waren einige Variablen in diesem Modell nicht signifikant, das heißt sie trugen zur Erklärung der unterschiedlichen TM-Werte nicht wesentlich bei und wurden deshalb aus dem Modell eliminiert. Diejenigen Faktoren, denen das größte Gewicht zukommt, sind in Tabelle 13 dargestellt.

Tabelle 13. Resultate der Regressionsanalyse (n = 143, R^2 = 0,394)

	df	Summe der Abweichungsquadrate	Mittlere quadratische Abweichung	F-Wert	p
Modell	4	33,74	8,43	22,77	0,0001
Reststreuung	140	51,86	0,37		
Totalstreuung	144	85,60			
Ärger und Aggression	1	5,77	5,77	15,59	0,0001
Ordnung und Organisation	1	3,74	3,74	10,11	0,0018
Beschäftigungsgrad	1	2,76	2,76	7,46	0,0071
Alter	1	1,89	1,89	5,11	0,0254

Das Modell umfaßt vier Variablen, die allein immer noch knapp 40% der Varianz erklären. Neben dem "Alter" sind das die Faktoren "Ärger und Aggression" sowie "Ordnung und Organisation" des Stationsbeurteilungsbogens SBB, also Merkmale, die das Abteilungsmilieu charakterisieren. Wie wir in der univariaten Auswertung gesehen haben, korrelierte das "Alter" sowie "Ordnung und Organisation" mit TM negativ; höheres Alter, ein hohes Maß an Ordnung und eine gute Stationsorganisation scheinen gegen Burnout zu schützen, während auf einer Station mit viel Ärger und Aggression die Wahrscheinlichkeit des Burnout ansteigt. Der "Beschäftigungsgrad" korrelierte mit TM-Scores ebenfalls negativ: die nur Teilzeitbeschäftigten wiesen höhere Burnoutwerte auf.

Im gleichen Verfahren wurde untersucht, wieviel Varianz die einzelnen vier Variablen des Modells erklären können. Die errechneten Werte betrugen für "Ärger und Aggression" 29%, für "Ordnung und Organisation" 25%, für "Alter" 11% und für "Beschäftigungsgrad" 4%. Das Gesamtmodell erklärt weniger als die Summe der einzelnen vier Variablen; das heißt, daß auch diese Variablen interkorrelieren.

Resultate der schrittweisen Diskriminanzanalyse

Wie Tabelle 11 belegt, ließen sich im Vergleich der Probanden mit tiefen und hohen TM-Werten unter Anwendung zusätzlicher Instrumente noch weitere Variablen identifizieren, die für das Auftreten von Burnout bedeutungsvoll sein dürften. Auch hier stellte sich die Aufgabe, mit Hilfe eines multifaktoriellen Verfahrens diejenigen Variablen "auszufiltern", die für den Unterschied zwischen den Probanden mit tiefen und hohen TM-Werten das höchste Gewicht haben. Zur Identifikation dieser Variablen führten wir eine schrittweise Diskriminanzanalyse durch. Dabei konnten wir die Daten von 56 Probanden einbeziehen und von Anfang an diejenigen Variablen berücksichtigen, die sich in der univariaten Auswertung als bedeutsam erwiesen hatten. Das Signifikanzniveau für die Aufnahme und den Verbleib einer Variablen im Modell betrug 0,15. In der schrittweisen Diskriminanzanalyse wurden sukzessiv diejenigen Variablen in das Modell aufgenommen, die zwischen den Gruppen am besten differenzierten. Das Verfahren wurde so lange fortgesetzt, bis die gewählte Signifikanzgrenze erreicht war. Das Resultat wird in Tabelle 14 vorgestellt.

Tabelle 14. Resultate der schrittweisen Diskriminanzanalyse (n = 56)

Schritt	Variable	Partielles R2	F-Wert	p	Quadrierte kanonische Korrelation	p
1	Ärger und Aggression	0,32	25,77	0,0001	0,32	0,0001
2	Neurotische Tendenzen	0,17	10,96	0,0017	0,44	0,0001
3	Rigidität	0,17	11,01	0,0017	0,54	0,0001
4	Normorientiertheit	0,07	3,98	0,0513	0,57	0,0001
5	Transparenz	0,04	2,32	0,1343	0,59	0,0001
6	Arbeitsbelastung	0,06	2,99	0,0898	0,61	0,0001

Von den ursprünglich berücksichtigten 28 Variablen erschienen 6 im Modell. Das partielle R2 indiziert den Anteil der erklärten Varianz für die jeweilige Variable. Auch hier bestätigte sich die wichtige Rolle des Faktors "Ärger und Aggression" aus dem Stationsbeurteilungsbogen SBB. Die weiteren 3 Variablen "neurotische Tendenzen", "Rigidität" und "Normorientiertheit" beziehen sich auf einzelne Bereiche des Münchener Persönlichkeitstests MPT. Probanden mit tiefen TM-Werten scorten hoch im Hinblick auf die Variable "Normorientiertheit" und "Rigidität", niedrig hingegen im Hinblick auf "neurotische Tendenzen". Die Variablen "Transparenz" und "Arbeitsbelastung", denen allerdings eine erheblich niedrigere Erklärungspotenz zukommt, stammen aus dem Fragebogen zur Subjektiven Arbeitsanalyse SAA. Insbesondere die Variable "Transparenz" dürfte mit der Variablen "Ordnung und Organisation" des Stationsbeurteilungsbogens SBB einiges gemeinsam haben, die ihrerseits in diesem Modell nicht erscheint. Auch die beiden anderen in der Varianzanalyse ermittelten Variablen "Beschäftigungsgrad" und "Alter" tauchen in diesem Modell nicht mehr auf. Es ist denkbar, daß sich ihr Beitrag in den neu aufgetretenen, einzelne Persönlichkeitscharakteristika erfassenden Variablen auflöst. Die Werte der quadrierten kanonischen Korrelation indizieren die erklärte Varianz des ganzen Variablensets. Demnach ist es möglich, mit Hilfe der sechs ermittelten Variablen gewissermaßen 61% der Unterschiedlichkeit zwischen den beiden TM-"Extremgruppen" zu erklären.

9.9 Interviews mit den ausgetretenen Mitarbeitern

Die Fluktuation unter dem Pflegepersonal ist nicht gering. In den Jahren 1984 bis 1989 verließen jährlich 17 bis 22% aller diplomierten Pflegepersonen die PUK. Da die Personalfluktuation gelegentlich mit Burnout in Verbindung gebracht bzw. als dessen Folge angesehen wird, entschlossen wir uns, mit den in den genannten Jahren ausgetretenen diplomierten Pflegepersonen Kontakt aufzunehmen und sie nach den Gründen für ihren Austritt zu fragen. Insgesamt 101 Personen waren zu einem Interview bereit; 20 hatten die Klinik aus persönlichen Gründen verlassen und wurden deshalb nicht weiter befragt. 81 ehemalige Mitarbeiter wurden interviewt. Von ihnen hatten 33 (41%) die PUK verlassen, waren aber weiterhin in der Psychiatrie tätig geblieben; 48 (59%) waren aus der Psychiatrie ausgestiegen und hatten den Beruf gewechselt.

Die während des semistrukturierten Interviews am häufigsten angegebenen Gründe für das Verlassen der PUK sind in Tabelle 15 dargestellt.

Die Tabelle zeigt, daß viele der Befragten ihre Unzufriedenheit im Hinblick auf verschiedene Arbeitsbereiche zum Ausdruck brachten, aber nicht bei allen Unzufriedenen der Grund der jeweiligen Unzufriedenheit gleichzeitig auch der Grund für den Austritt war. Viele Befragte gaben übrigens mehrere Motive für ihren Austritt an. An erster Stelle wurden unerfüllte berufliche Vorstellungen genannt, man hatte sich die Psychiatriepflege häufig anders vorgestellt. An zweiter und dritter Stelle wurden Teamprobleme im Sinne einer schlechten Zusammenarbeit bzw. einer unbefriedigenden Handhabung anstehender Konflikte genannt. Wurden auf die Frage nach erfüllten oder nicht erfüllten Berufsvorstellungen, guter oder schlechter Teamarbeit oder beruflicher Beanspruchung negative Wertungen vorgenommen, stellten diese für einen großen Teil der Befragten gleichzeitig auch den Grund für den Austritt dar.

Tabelle 15. Die häufigsten Gründe der ehemaligen Mitarbeiter für ihr seinerzeitiges Verlassen der PUK. Prozentsätze in Klammern

	Insgesamt n = 81 (100)	Grund für Austritt
Unerfüllte Berufsvorstellungen	57 (70)	38 (47)
Schlechte Zusammenarbeit im Team	35 (43)	21 (26)
Unbefriedigende Handhabung der Konflikte im Team	43 (54)	21 (26)
Berufliche Unterforderung	32 (40)	15 (19)
Wenig Möglichkeiten, eigene Ideen zu verwirklichen	35 (43)	14 (17)
Ungenügende Unterstützung	42 (52)	13 (16)
Schlechte Mitsprachemöglichkeiten	28 (35)	12 (15)
Belastung durch aggressive Patienten und Zwangstherapien	61 (75)	11 (14)
Personalmangel	38 (47)	11 (14)
Unregelmäßige Arbeitszeiten	67 (81)	10 (12)
Berufliche Überforderung	19 (23)	10 (12)
Gefühl, nicht ernstgenommen zu werden	29 (36)	7 (9)
Geringe berufliche Aufstiegschancen	38 (47)	7 (9)
Unzufriedenheit mit dem Lohn	41 (51)	5 (6)

Dies stand im Gegensatz zu anderen Items wie Belastung durch aggressive Patienten und Zwangstherapien, unregelmäßige Arbeitszeit, geringe berufliche Aufstiegschancen oder Unzufriedenheit mit dem Lohn. Zwar waren viele der Befragten im Hinblick auf diese Items unzufrieden, doch lieferte diese Unzufriedenheit nur relativ selten den Grund für die Kündigung.

Insgesamt zeigten die Interviews, daß die Mitarbeiter die Klinik häufig aus Gründen verließen, die mit Burnout in Verbindung gebracht werden können: inadäquate Berufsvorstellungen, Probleme mit Mitarbeitern im Team, berufliche Unterforderung. Noch ausgeprägter trifft dies auf die Aussagen derjenigen ehemaligen Mitarbeiter zu, die die Psychiatrie gänzlich verlassen hatten: die meisten der 48 interviewten Probanden meinten, sie seien der Psychiatrie überdrüssig, müde, ausgelaugt und erschöpft, die Belastung sei zu groß gewesen (52%). Andere meinten, sie bräuchten Abwechslung, etwas Neues (25%), die Psychiatrie entspräche nicht ihren eigenen Vorstellungen (14%) bzw. sie hätten genug von der Arbeit in Institutionen (6%). Nur vereinzelt (insgesamt 6%) wurden die ungeregelte Arbeitszeit, finanzielle Überlegungen oder, bei Männern, zu geringe berufliche Aufstiegschancen als Gründe genannt.

10 Diskussion der Resultate

10.1 Stellt Burnout ein spezifisches Syndrom dar?

Im ersten Vergleich haben wir das Pflegepersonal der PUK und des Bezirkskrankenhauses den Angestellten des Kaufhauses gegenübergestellt (Tabelle 2), wobei die beiden Stichproben in bezug auf die erfaßten basalen demographischen Charakteristika vergleichbar waren. Es zeigte sich, daß die durchschnittlichen TM-Scores und die Scores der MBI-Subskalen "Emotionale Erschöpfung" und "Entpersönlichung" beim Pflegepersonal signifikant höher waren als bei den nicht im Gesundheitswesen tätigen Angestellten. Wiewohl ein solches Resultat nicht ohne weiteres generalisiert werden darf - es ist durchaus möglich, daß wir gerade ein Kaufhaus mit einem ausgezeichneten Arbeitsklima erfaßt haben, wo sich die Mitarbeiter außergewöhnlich wohl fühlen -, geht das Resultat doch in die erwartete Richtung und stimmt mit der Annahme überein, im Burnout eine Auswirkung von Arbeitsstreß in helfenden Berufen zu sehen und mit den benutzen Burnoutskalen das Ausmaß eben dieser spezifischen Streßauswirkungen messen zu können.

Interessanterweise unterscheiden sich in diesem Vergleich die genannten Gruppen im Hinblick auf den durchschnittlichen Score der Beschwerdenliste BL nicht. Dies ist ein Befund, dem wir in der gesamten Untersuchung wiederholt begegnet sind. Obwohl die Beschwerdenliste mit TM und mit der Skala "Emotionale Erschöpfung" des MBI hoch signifikant korreliert (Tabelle 7), erfaßt sie offensichtlich doch etwas anderes. Burnout bzw. die Beschwerden oder der Zustand, der mit den Burnoutskalen TM und MBI gemessen werden, sind mit den allgemeinen und körperlichen Beschwerden, wie sie mit der Beschwerdenliste BL erfaßt werden, nicht identisch. Im allgemeinen war BL viel weniger imstande, zwischen den einzelnen Subgruppen zu differenzieren und vergleichbare Abhängigkeiten aufzuzeigen, wie sie mit Burnoutskalen offengelegt werden konnten.

Der Unterschied zwischen den Instrumenten war übrigens in bezug auf die demographischen Variablen weniger deutlich, wobei es auch hier bestimmte Differenzen gab. So korrelierten die Burnoutskalen (TM und MBI) mit dem Alter, nicht jedoch die BL. Im Gegensatz dazu differenzierte BL zwischen den beiden Geschlechtern (höhere Werte bei Frauen), was die Burnoutskalen nicht vermochten (Tabelle 8). Die Burnoutskalen erwiesen sich wiederum im Hinblick auf die Arbeitsvariablen als recht sensibel, während BL zwischen den Subgruppen diesbezüglich nicht differenzierte (Tabelle 8). Auch zwischen den Arbeitsbereichen der PUK differenzierte BL im Gegensatz zu den Burnoutskalen nicht (Tabelle 10). Bei der Stichprobe der Probanden mit hohen und niedrigen TM-Burnoutwerten, bei denen übrigens alle Untersuchungsinstrumente zur Anwendung gelangten, ergab die schrittweise Diskriminanzanalyse ein Set von Kriterien, die sowohl bestimmte persönliche Charakteristika der Probanden als auch der Arbeitssituation widerspiegeln und denen eine hohe diskriminatorische Kraft zukommt (Tabelle 14). Es wurde versucht, das gleiche Verfahren bei der gleichen Stichprobe unter Einbeziehung von BL anstelle von TM zu wiederholen. Diesmal erschien im Modell nur eine einzige Variable, nämlich die Lebensereignisse, wobei diese Variable nur etwa 11% der Varianz erklären konnte. All diese Resultate bestätigen, daß das Burnoutsyndrom, wie es mit den benutzten Skalen TM und MBI erfaßt wird, mit der Arbeitssituation und mit den persönlichen Eigenschaften jedes Probanden eng zusammenhängt, jedoch nicht mit einem Set der allgemeinen Beschwerden gleichzusetzen ist. Diese Resultate scheinen die Existenz von Burnout als eigenständiges Syndrom zu bestätigen. Unter Anwendung unterschiedlicher Vergleichsskalen gelangten übrigens Büssing u. Perrar (1988) zu einem gleichsinnigen Schluß; auch ihre Ergebnisse bestätigten eine erwartete spezifische Validität des Burnout.

Die Eigenständigkeit von Burnout offenbarte sich noch einmal im Vergleich des Pflegepersonals der PUK mit dem Pflegepersonal des Bezirkskrankenhauses (Tabelle 3). In diesem Vergleich erreichte das Pflegepersonal des Bezirkskrankenhauses wesentlich höhere BL-Werte, während es im TM und in den beiden MBI-Subskalen "Emotionale Erschöpfung" und "Entpersönlichung" zwischen den beiden Gruppen keine Unterschiede gab. Die "Leistungszufriedenheit" wurde vom Pflegepersonal des Bezirkskrankenhauses höher bewertet, was eindeutig gegen die Annahme eines (ausgeprägteren) Burnout spricht. Mit der Einschränkung nicht ganz vollständiger Vergleichbarkeit beider Gruppen bezüglich Geschlechtsverteilung und Dauer der professionellen Berufstätigkeit zeigte sich, daß das Pflegepersonal des Bezirkskrankenhauses zwar unter ausgeprägteren unspezifischen Beschwerden litt, mit seiner Arbeit dennoch zufriedener war und sich im Hinblick auf das eigentliche Burnout keinesfalls vom Pflegepersonal der PUK unterschied. Aufgrund dieses Vergleichs scheinen berufsspezifische Belastungen beim Personal einer psychiatrischen Institution somit keinesfalls ausgeprägter zu sein als bei den in der allgemeinen Krankenpflege Tätigen. Dieses Resultat entspricht übrigens genau dem von Dolan (1987) erhobenen: auch Dolan fand zwischen Krankenschwestern, die in der Psychiatrie und in der allgemeinen Krankenpflege tätig waren, keine Unterschiede; beide Gruppen erreichten allerdings signifikant höhere Burnoutwerte als Angestellte der Verwaltung.

10.2 Burnout in psychiatrischen Stichproben

Mit großer Vorsicht sind die Vergleichsergebnisse aus den beiden psychiatrischen Kliniken zu interpretieren (Tabelle 4), betrug doch der Anteil der Responders in der kantonalen PK nur 28%, wohingegen sich die Mehrheit des PUK-Pflegepersonals (55%) an der Untersuchung beteiligte. Diejenigen Mitarbeiter der kantonalen PK, die an der Erhebung teilnahmen, wiesen in den MBI-Subskalen "Emotionale Erschöpfung" und "Entpersönlichung" signifikant niedrigere Burnoutwerte auf. Dieses Resultat erstaunt, da die PK-Mitarbeiter im Durchschnitt rund fünf Jahre jünger waren und eher das höhere Alter vor dem Burnout zu schützen scheint. Der Befund, daß ein kleinerer Teil der sich an der Erhebung beteiligenden Mitarbeiter der kantonalen PK Teilzeitarbeit leistete, scheint allerdings mit diesem Resultat übereinzustimmen.

Die Erhebung zeigte, daß sich die an der Untersuchung partizipierenden Mitarbeiter beider psychiatrischer Kliniken auch in ihrer Einstellung zu psychischer Krankheit und psychisch Kranken unterschieden und auch bestimmte Charakteristika ihrer jeweiligen Stationen unterschiedlich bewertet haben. Das Pflegepersonal der kantonalen PK zeigte sich in seiner Einstellung zu psychisch Kranken im Durchschnitt etwas weniger restriktiv, vor allem aber benevolenter und gewährender. In dessen Beurteilung herrschte auf den Stationen der kantonalen PK eine weniger aggressive Atmosphäre, hingegen mehr Ordnung und Organisation. Demnach muß eine großzügigere, benevolentere, weniger einschränkende Haltung den Patienten gegenüber keinesfalls mit einer Abteilungsanarchie einhergehen, sondern kann im Gegenteil offensichtlich mit einem hohen Maß an Ordnung und Organisation parallellaufen. Man mag sich sogar fragen, ob eine klare, geordnete Abteilungsstruktur einer friedlicheren, weniger aggressiven Atmosphäre auf der Abteilung nicht Vorschub leistet. Da die Mitarbeiter der kantonalen PK eben auch niedrigere Burnoutwerte aufwiesen, stellt sich weiterhin die Frage, ob die benevolentere Haltung und die unterschiedlichen Abteilungscharakteristika (im Sinne der weniger aggressiven Atmosphäre und besseren Organisation) auch niedrigere Burnoutwerte zur Folge haben. Diese Frage, die aufgrund dieses Vergleiches natürlich nicht direkt beantwortet werden kann, wurde an den Probanden der PUK ausführlicher untersucht.

Zunächst wurden aber noch die absoluten durchschnittlichen Burnoutwerte, die wir mit TM und MBI bei unserer Stichprobe feststellen konnten, mit den Angaben aus der Literatur verglichen (Tabelle 6), wobei nur diejenigen Untersuchungen beigezogen wurden, die sich mit in der Psychiatrie Tätigen befaßten. Dabei zeigte sich, daß die durchschnittlichen TM-Werte verschiedener Untersuchungen ein durchaus vergleichbares Niveau aufweisen, im Hinblick auf die MBI-Werte indessen zum Teil erhebliche Unterschiede mitteilen. Es ist anzunehmen, daß das Burnoutausmaß in verschiedenen Institutionen erheblich variiert; dies scheinen die signifikanten Unterschiede zwischen dem PUK- und dem PK-Pflegepersonal zu belegen. Es ist aber auch möglich, daß die in Tabelle 6 dargestellten Unterschiede damit zusammenhängen, daß nicht immer die genau gleichen Berufsgruppen erfaßt wurden oder daß diese Unterschiede soziokulturell bedingt sind. Dies scheint besonders im Hinblick auf die Ratings der subjektiven Leistungszufriedenheit zuzutreffen, bei denen unsere Mitarbeiter wesentlich niedrigere Werte als alle übrigen Stichproben aufweisen.

10.3 Burnoutanalyse beim Pflegepersonal der PUK

Der wesentlichste Teil unserer Studie bestand in der Burnoutuntersuchung des Pflegepersonals der PUK Bern. Das gesamte Pflegepersonal wurde angesprochen, 55% aller Pflegedienstmitarbeiter beteiligten sich an der Untersuchung. In einem ersten Schritt haben wir überprüft, inwieweit sich die Stichprobe der an der Untersuchung teilnehmenden Mitarbeiter (Responders) von den Non-responders unterscheidet (Tabelle 5). Dieser Vergleich sollte auch darüber Auskunft geben, ob die erhobenen Resultate für das gesamte Pflegepersonal der PUK repräsentativ sind. Der Vergleich bezog sich auf die wesentlichsten demographischen und Arbeitscharakteristika. Unter den Responders fand sich ein höherer Prozentsatz von diplomiertem Pflegepersonal, von denjenigen, die primär in psychiatrischer Krankenpflege ausgebildet worden waren, und solchen Probanden, die eine Kaderposition bekleideten. Unsere Resultate beziehen sich also in erster Linie auf das diplomierte psychiatrische Pflegepersonal. Der Vergleich der einzelnen Tätigkeitsbereiche zeigte darüber hinaus, daß insbesondere die im Spezialbereich der Suchttherapie Tätigen unter unseren Probanden nur minimal vertreten waren.

Bei allen Probanden der PUK wurde die Beziehung zwischen Burnout und einigen demographischen wie auch arbeitsbezogenen Variablen in univariaten Vergleichen untersucht. Der Befund von Maslach u. Jackson (1985), wonach die Geschlechterunterschiede im Hinblick auf Burnout im allgemeinen klein sind, wurde eindrücklich bestätigt. In unserer Untersuchung haben wir keine geschlechtsbezogenen Unterschiede gefunden. Hingegen konnten wir - wiederum in Übereinstimmung mit der Literatur - bestätigen, daß das Alter mit Burnout negativ korreliert (Tabelle 8). Wie Stevens u. O'Neill (1983) ausführten, dürften ältere Mitarbeiter mit der Zeit Sicherheit und Vertrauen in die eigene Kompetenz gewonnen haben und dadurch gegen Burnout besser geschützt sein. Die älteren Mitarbeiter waren in der Regel auch länger im Beruf und in der Klinik selbst tätig. Sie verfügen über mehr berufliche und klinikinterne Erfahrung, was ihnen möglicherweise erlaubt, an die Aufgaben realistischer heranzugehen. Ihre Einstellung zur Psychiatrie ist übrigens eher autoritär geprägt, und im Münchener Persönlichkeitstest MPT zeigten sie sich als etwas rigider und stärker an sozialen Normen orientiert. Diese Charakteristika weisen vielleicht auf eine ausgeprägtere Tendenz zu innerer und äußerer Strukturierung hin; diese Strukturgebung dürfte einerseits vor emotionalen Belastungen schützen, andererseits aber auch die Gefahr in sich bergen, zuwenig beweglich und zu konservativ zu sein. In internen Auseinandersetzungen dürften gerade diese Charakteristika bei jüngeren Mitarbeitern Frustrationen auslösen und somit vielleicht auch indirekt deren Burnout begünstigen. Die älteren Mitarbeiter sind zudem eher verheiratet und haben Kinder, wobei auch diese beiden Variablen in einem univariaten Vergleich mit Burnoutwerten negativ korrelierten: Verheiratete Mitarbeiter und solche mit Kindern erreichten niedrigere Burnoutwerte, ein Resultat, das wiederum jenes von Maslach u. Jackson (1985) bestätigt. Die Familie gibt die Möglichkeit, sich vom Beruf besser abzugrenzen, und erlaubt es nicht, das volle Engagement nur dem Beruf zu widmen. Die Familie scheint somit nicht nur im Sinne der Doppelbelastung Beruf und Familie eine Quelle weiterer Belastung zu sein, sondern kann auch Halt, emotionale Unterstützung und emotionale Sicherheit bieten.

Das diplomierte Personal erreichte höhere Burnoutdurchschnittswerte als das Hilfspersonal (Tabelle 8). Die Aussage von Kahn (1978), daß eine Person desto mehr unter Streßwirkungen leidet, je niedriger ihr beruflicher Status ist, konnten wir also nicht bestätigen. Das höhere Maß an Verantwortung und die direkte Arbeit mit den Patienten dürfte das diplomierte Pflegepersonal als Hauptträger des Abteilungslebens und der Abteilungskultur für beruflichen Streß anfälliger machen als das Hilfspersonal. Es überrascht kaum, daß diejenigen Mitarbeiter, die im Schichtbetrieb und auf größeren Abteilungen arbeiten, ebenfalls höhere Burnoutwerte aufweisen. Kleinere Abteilungen sind übersichtlicher; die Möglichkeit zu Teamkonflikten dürfte schon der geringeren Anzahl von Mitarbeitern und entsprechend reduzierter Kommunikationsprobleme wegen kleiner sein. Einschränkend muß jedoch erwähnt werden, daß gerade auf diesen kleinen Abteilungen im Durchschnitt ältere Mitarbeiter tätig waren.

Interessanterweise wurden bei Teilzeitbeschäftigten höhere Burnoutwerte festgestellt (Tabelle 8). Dies mag überraschen, da ihnen doch längere Erholungszeiten zur Verfügung stehen und sie weniger langen Arbeitsbelastungen ausgesetzt sind. Wir vermuten aber, daß es sich hier um Mitarbeiter handelt, die von vorneherein Belastungen weniger gut ertragen hatten und deswegen ihr Arbeitspensum reduzierten. In einer Überprüfung mit dem Münchener Persönlichkeitstest MPT zeigten sich die Teilzeit- im Gegensatz zu den Vollbeschäftigten in der Tat als weniger frustrationstolerant, aber auch als weniger rigide. Da es sich dabei um überdauernde und arbeitsstreßunabhängige Persönlichkeitscharakteristika handeln sollte, scheint dieser Befund unsere Annahme zu bestätigen. Diese Mitarbeiter fühlen sich schneller belastet, sind aber flexibel genug, um darauf adäquat zu reagieren und ihr Arbeitspensum zu reduzieren. Die trotz des kleineren Arbeitspensums höheren Burnoutwerte zeigen indessen, daß die Arbeitszeitverkürzung die erwünschte Verringerung der emotionalen Belastung nicht zur Folge hat. Möglicherweise bringt die Teilzeitbeschäftigung neue Belastungen mit sich, insbesondere auf Abteilungen, die durch einen schnellen Patientenwechsel und rasches Arbeitstempo gekennzeichnet sind, wo längere Abwesenheiten sogleich große Informationslücken aufreißen und neue große Anpassungsanstrengungen nötig machen.

Die aufgrund des Vergleiches des Pflegepersonals der PUK und der kantonalen PK getroffene Annahme, daß die Einstellung zur Psychiatrie mit dem Burnout in Verbindung stehen könnte, ließ sich in der weiteren Analyse nur sehr bedingt bestätigen (Tabelle 9). Zwischen dem TM-Burnoutscore und dem Score für "Autoritarismus" der CAMI-Skala fand sich eine relativ schwache, negative, doch signifikante Korrelation (r = -0,25). Auch dieser Befund muß allerdings relativiert werden: "Autoritarismus" ist zum Teil mit dem Alter verbunden (r = 0,24, p = 0,002), und das Alter selbst korreliert mit TM negativ. Die Einstellung den psychisch Kranken gegenüber hat sich in den letzten Jahren stark verändert: dem Patienten werden im allgemeinen mehr Rechte als früher zugestanden, es wird ihm auch mehr Verantwortung übertragen, Autoritarismus ist mit dem Ideal eines partizipativen Führungs- und Behandlungsstils weniger vereinbar. Ältere Mitarbeiter sind zu einer Zeit in das Berufsleben eingetreten, als sich dieser Haltungswandel noch nicht vollzog; ihre autoritärere Einstellung dürfte aber auch durch die Erfahrung bestärkt werden, daß bestimmte Patienten auf eine wohlwollende paternalistische Haltung günstig reagieren.

10.4 Bedeutung des Arbeitsmilieus

Im Gegensatz zur Einstellung zur Psychiatrie konnte die Bedeutung derjenigen Variablen, die im Stationsbeurteilungsbogen SBB im Vergleich des Pflegepersonals der PUK und der kantonalen PK hervortraten, für die Entstehung von Burnout bestätigt werden (Tabelle 9). Die Stationsatmosphäre, in der sich die Arbeit der PUK-Mitarbeiter entfaltete, korreliert mit Burnout, wobei diesbezüglich besonders den Faktoren "Ärger und Aggression" sowie "Ordnung und Organisation" eine wichtige Rolle zukommt, gefolgt von den Faktoren "Anteilnahme" und "Unterstützung". Die beiden erstgenannten Faktoren sind höchstwahrscheinlich interdependent; eine gute Ordnung und Organisation verringert das Ausmaß an Ärger und Aggressionen und vice versa. Insbesondere die Rolle der Ordnung bzw. der Klarheit und der guten Organisation ist auch in der Literatur wiederholt erwähnt worden. So wurde gezeigt, daß auf den Abteilungen mit zahlreichen krankheitsbedingten Absenzen viele Unklarheiten in bezug auf Regeln und Anordnungen herrschten. Die Einführung einer klaren therapeutischen Doktrin reduzierte die Zahl der Krankheitsausfälle (Milne et al. 1986). Unter den Arbeitscharakteristika, die sich als die besten Determinanten von Burnout bei Krankenschwestern erwiesen, wurde auch die Klarheit des Arbeitsablaufes erwähnt (Constable u. Russel 1986). Organisationsmängel trugen zur Arbeitsunzufriedenheit wesentlich bei (Cherniss u. Egnatios 1978); diese korreliert ihrerseits mit Burnout und führt zu einer hohen Fluktuation der Mitarbeiter. Unter dem Pflegepersonal waren besonders die in der Psychiatrie Tätigen mit Organisation und Leitung unzufrieden (Widmer 1988). Von Glowinkowski u. Cooper (1985) und von Golembiewsky et al. (1986) wurde die Rolle der gegenseitigen Hilfe bzw. der sozialen Unterstützung seitens der Kollegen als streßreduzierender Faktor betont.

Das Resultat der Regressionsanalyse (Tabelle 13) bestätigt die Rolle der Stationscharakteristika für Burnout bzw. für die erreichten TM-Scores. In dieser Analyse wurde untersucht, welche Faktoren in einem multiplen Modell die abhängige Variable, nämlich die TM-Scores, am besten erklären. Ein Set von vier Variablen wurde identifiziert, das die Faktoren "Ärger und Aggression", "Ordnung und Organisation", "Beschäftigungsgrad" und "Alter" umfaßt und alleine fast 40% der Varianz der abhängigen Variable erklärt.

Diese Stationscharakteristika (das Ausmaß von Ärger und Aggression sowie Ordnung und Organisation) erschienen, wie erwähnt, als wichtige Faktoren im Vergleich zwischen der PUK und der kantonalen PK. Die Bedeutung dieser Faktoren wurde erneut belegt, als wir die drei Bereiche der PUK, nämlich den Akutbereich, den gerontopsychiatrischen und den Rehabilitationsbereich, miteinander verglichen (Tabelle 10). In bezug auf die Burnoutratings unterschieden sich diese Bereiche deutlich: die Mitarbeiter der gerontopsychiatrischen Stationen gaben niedrigere Werte als diejenigen der Akutbehandlungsstationen an, wo die Ratings am höchsten lagen. Auf den Akutabteilungen wurden auch die höchsten Werte für "Ärger und Aggression" und die niedrigsten für "Ordnung und Organisation" festgestellt, wie übrigens auch die niedrigsten Werte bezüglich des Faktors "Unterstützung". Dieses Resultat überrascht nicht, da gerade auf den Akutbehandlungsstationen akut dekompensierte, schwer gestörte Patienten behandelt werden, die häufig aggressiv sind und die gegen Ordnungsregeln verstoßen. Ärger und Aggression im Team stellen sich auf diesen Abteilungen deshalb zumindest teilweise als Folge der Aufgabe dar, aggressive Patienten zu behandeln sowie die Ordnung und die Organisation immer wieder neu zu etablieren. Eine gute Abteilungsatmosphäre wird also jeweils wieder aufgebaut, um immer aufs neue in Frage gestellt bzw. gestört zu werden. Dieses ständige Ringen frustriert viele Mitarbeiter und dürfte zur Entwicklung eines Burnoutsyndroms beitragen.

Nur eine Minderheit der Probanden der PUK konnte einer weiteren Analyse unterzogen werden. Mit Hilfe des Fragebogens zur Subjektiven Arbeitsanalyse SAA wurde die bestehende Arbeitssituation nochmals überprüft, diesmal im Vergleich der Probanden mit tiefen und hohen TM-Werten (Tabelle 11). Die Probanden mit hohen TM-Burnoutwerten scorten in bezug auf die "Arbeitstransparenz" wesentlich niedriger und beim Faktor "Arbeitsbelastung" wesentlich höher. Natürlich hat der Faktor "Transparenz" viel mit Ordnung und Organisation zu tun; beide Variablen dürften sich zu einem großen Teil decken; dies scheint die multivariate Auswertung der 56 mit allen Instrumenten erfaßten Probanden zu bestätigen (Tabelle 14): Die Variable "Ordnung und Organisation" erscheint nicht mehr im Modell, offensichtlich zugunsten der Variable "Transparenz". Ungenügende Transparenz, das heißt Unklarheiten bezüglich der Zielsetzung, der genauen Aufgaben, der Kompetenzen usw. führen zweifellos zu Frustrationen; dies wurde übrigens durch die Aussagen der Mitarbeiter im Rahmen des offenen Interviews bestätigt. Die Arbeitsbelastung bzw. Arbeitsüberlastung wird von Gray-Toft u. Anderson (1981) unter den zum beruflichen Streß führenden Faktoren an erster Stelle genannt. In der Untersuchung von Maslach u. Jackson (1984) korrelierte die Arbeitsbelastung signifikant mit Burnout ($r = 0,37$).

10.5 Bedeutung der Persönlichkeit

Der Münchener Persönlichkeitstest MPT erwies sich für unsere Studie als außerordentlich fruchtbar (Tabelle 11). Die Bedeutung der Persönlichkeitscharakteristika für die individuelle Streßverarbeitung wird von vielen Autoren, z.B. von Kobasa (1979), mit Nachdruck betont, und Kahn et al. konnten bereits 1964 aufzeigen, daß Personen mit hohem neurotischem Angstniveau auf Rollenstreß emotional stärker reagieren. Unsere Resultate bestätigen eindrücklich, daß Burnout nicht nur ein organisatorisches, sondern auch ein persönliches Problem darstellt (Cherniss 1980; Farber 1983; Hare et al. 1988) bzw. daß beide Faktoren, möglicherweise im Sinne einer Ergänzungsreihe, bei der Entstehung von Burnout eine wichtige Rolle spielen. Unsere Resultate belegen also ganz eindeutig, daß Mitarbeiter mit bestimmten Persönlichkeitscharakteristika im Sinne von überdauernden Merkmalen bezüglich des

Burnoutsyndroms gefährdeter sind als andere. Von neun Skalen des MPT unterschieden gerade nur zwei *nicht* zwischen den Probanden mit tiefen und mit hohen TM-Burnoutwerten. Beide Gruppen zeigten eine praktisch identische Motivation zum Rating und ein ähnliches Maß an Extraversion. Andererseits erreichten die Probanden mit hohen TM-Burnoutwerten, also Burnoutgefährdete oder bereits unter dem Burnoutsyndrom leidende Personen, signifikant höhere Werte im Hinblick auf neurotische Tendenzen, Isolationstendenzen, esoterische Neigungen und Schizoidie, wobei sich die letzte Skala aus den zwei vorangegangenen ableitet. Im Gegensatz dazu erreichten sie niedrigere Werte im Hinblick auf Normorientiertheit, Frustrationstoleranz und Rigidität (Tabelle 11). Die Diskriminanzanalyse (Tabelle 14) bestätigte, daß die Faktoren "neurotische Tendenzen", "Rigidität" und "Normorientiertheit" zu den am besten zwischen den Gruppen diskriminierenden Variablen gehören.

Die gefährdeten Probanden zeichnen sich also vor allem dadurch aus, daß sie einerseits weniger rigide, also flexibler und anpassungsfähiger sind, sich andererseits weniger an sozialen Normen orientieren und insgesamt unkonventioneller erscheinen. Möglicherweise neigen sie aber auch dazu, sich weniger an innere und äußere Strukturen anzulehnen und haben vielleicht Schwierigkeiten, sich abzugrenzen. Ihre Frustrationstoleranz ist kleiner; insbesondere weisen sie ausgeprägtere neurotische Tendenzen auf, nämlich emotionale Überschwenglichkeit, Ängstlichkeit und Verletzbarkeit. Auf dem Hintergrund ihrer Neigung zur Esoterik stellen sie möglicherweise an sich selbst und ihre Arbeit Erwartungen, die der institutionellen Realität nicht gerecht werden.

Vergleicht man übrigens die Resultate der Diskriminanzanalyse (Tabelle 14), bei der eine viel größere Zahl von Variablen berücksichtigt werden konnte, mit den Resultaten der Regressionsanalyse (Tabelle 13), so sieht man, daß nicht nur der Faktor "Ordnung und Organisation" verschwindet und offensichtlich durch den Faktor "Transparenz" vertreten wird, sondern daß auch die Faktoren "Beschäftigungsgrad" und "Alter" im Diskriminanzanalysemodell nicht mehr erscheinen. Höchstwahrscheinlich hängt der Beitrag dieser beiden Faktoren zum Burnout eben mit den persönlichen Charakteristika der Probanden zusammen, die nun im Diskriminanzanalysemodell direkt zur Geltung kommen. Freilich behält der Faktor "Ärger und Aggression" auf der Abteilung seine hervorragende diskriminatorische Kraft.

Wie Tabelle 14 zeigt, umfaßt das diskriminierende Variablenset, das allein 61 % (!) der Burnoutvarianz der beiden Gruppen erklärt, neben den MPT-Persönlichkeitsfaktoren "neurotische Tendenzen", "Rigidität" und "Normorientiertheit" an erster Stelle den SBB-Faktor "Ärger und Aggression" auf der Abteilung und außerdem die Variablen "Transparenz" und "Arbeitsbelastung" der SAA. Eine individuelle Bereitschaft führt also erst dann zum Burnoutsyndrom, wenn sie mit entsprechenden negativen Arbeitscharakteristika zusammentrifft. Andererseits wirken sich auch eine negative Arbeitsatmosphäre und negative Arbeitsbedingungen vor allem bei denjenigen aus, die aufgrund der persönlichen Ausstattung zu dieser Form von Streßreaktion prädisponiert sind.

10.6 Bedeutung übriger Faktoren

Obwohl die übrigen Resultate der univariaten Auswertung insgesamt weniger wichtig sind und im diskriminanzanalytischen Modell nicht erscheinen, runden sie dennoch das Bild von Burnout ab. Die Probanden mit hohen TM-Burnoutwerten berichteten über häufigere bzw. einschneidendere Lebensereignisse in den letzten sechs

Monaten vor der Erhebung (Tabelle 11). Der Unterschied zwischen den beiden Gruppen liegt allerdings gerade an der Signifikanzgrenze; somit darf ihm kein allzu großes Gewicht beigemessen werden. Dementsprechend wurde die Rolle von Lebensereignissen in der Literatur nicht einheitlich beurteilt. Hirsch (1984) errechnete zwischen Burnout und positiven Lebensereignissen eine Korrelation von -0,22 und zwischen Burnout und negativen Lebensereignissen eine solche von 0,30. Anderen Autoren zufolge korrelieren Lebensereignisse mit Burnout in keiner regelmäßigen oder signifikanten Weise (Glowinkowski u. Cooper 1985; Golembiewsky et al. 1986).

Ein interessantes Resultat lieferten unsere Untersuchungen im Hinblick auf die soziale Unterstützung, die die Probanden außerhalb ihres Arbeitsplatzes von ihren wichtigen Bezugspersonen erfuhren und die wir mit dem Arizona Social Support Interview Schedule ASSIS erfaßt hatten (Tabelle 11). Beide Gruppen unterschieden sich bezüglich des Ausmaßes wirklich gewährter sozialer Unterstützung nicht signifikant. Die Probanden mit hohen TM-Burnoutwerten zeigten sich mit der gewährten Unterstützung jedoch weniger zufrieden und äußerten ein größeres Bedürfnis nach mehr Unterstützung. Dieses Resultat könnte zwar mit den persönlichen Charakteristika dieser Probanden zusammenhängen, es könnte aber auch als Reaktion auf das entstehende oder bereits aufgetretene Burnoutsyndrom verstanden werden. Im Gegensatz zur wichtigen Rolle einer sozialen Unterstützung durch Arbeitskollegen oder Vorgesetzte (Constable u. Russel 1986; Hare et al. 1988) ist die Bedeutung einer Unterstützung durch die Familie nicht überzeugend demonstriert worden (Glowinkowski u. Cooper 1985).

Die Interviews mit den gegenwärtig angestellten Mitarbeitern der PUK im Hinblick auf positive und negative Aspekte ihrer Arbeit (Tabelle 12) und mit den ausgetretenen ehemaligen Mitarbeitern der PUK im Hinblick auf die Gründe ihres Ausscheidens aus der PUK (Tabelle 15) bestätigten, daß die Zusammenarbeit und die Atmosphäre im Team und deren Handhabung wohl die wichtigsten Bewertungskriterien der Berufsarbeit darstellen. Die Teamatmosphäre übt sowohl im positiven als auch im negativen Sinne einen großen Einfluß auf das Befinden der Teammitglieder aus. Fast von jedem zweiten ausgetretenen Mitarbeiter wurden Probleme mit der Teamarbeit erwähnt; bei mehr als jedem vierten stellten sie den direkten Grund für das Ausscheiden aus der PUK dar. Es ist plausibel, daß Uneinigkeiten, schwelende Konflikte im Team und das Unvermögen, diese zu beheben, Auswirkungen auf die Abteilungsatmosphäre und damit auch auf die Patienten haben. So wie das Verhalten der letzteren die Teammitglieder beeinflußt, so wirkt sich die Stimmung im Team wieder auf die Patienten aus. Schlechtes Einvernehmen im Team ist bereits an sich ärgerlich, kann aber auch Aggressionen unter den Patienten intensivieren. Die Aussagen der Mitarbeiter in den Interviews stehen nicht nur mit der Variablen "Ärger und Aggression" im Stationsbeurteilungsbogen SBB in Verbindung, sondern lassen sich auch mit der Variable "Transparenz" des Stationsbeurteilungsbogens SBB in Beziehung setzen, wobei beide Variablen zu den wichtigsten, den Ausprägungsgrad des Burnoutsyndroms am deutlichsten beeinflussenden, milieugebundenen Größen gehören. Obwohl in unserer Untersuchung systematisch nicht erhoben, weisen viele Aussagen in den Interviews auch auf die Wichtigkeit gegenseitiger Unterstützung am Arbeitsplatz hin.

11 Zusammenfassung und Schlußfolgerungen

11.1 Das Burnoutkonzept und unsere Fragestellung

In Anlehnung an Shinn et al. (1984) konzeptualisieren wir Burnout als "psychological strain resulting from stress of human service work". Es handelt sich also um ein Syndrom, das spezifisch in den helfenden Berufen entstehen soll und an dessen Entstehung sich neben persönlichen und allgemeingesellschaftlichen Faktoren insbesondere auch organisations- und arbeitsbezogene Faktoren beteiligen.

In den ersten Kapiteln gehen wir kurz auf einige der gängigsten Definitionen dieses erst kürzlich beschriebenen und erforschten Syndroms ein und berühren die Fragen seiner Häufigkeit und seines Verlaufs. Anschließend versuchen wir, die Literatur über Ätiologievorstellungen und Konzeptualisierungen sowie über den Umgang mit Burnout und seine Prävention zusammenzufassen.

Burnout wird unter anderem als Resultat einer andauernden und wiederholt auftretenden emotionalen Belastung angesehen, die sich aus einem langfristigen intensiven Einsatz für andere Menschen ergibt. Dieser Annahme gemäß dürfte das Pflegepersonal psychiatrischer Einrichtungen in besonderem Maße dazu prädestiniert sein, unter Burnoutmanifestationen zu leiden. Dennoch befassen sich nur wenige Untersuchungen mit den in der Psychiatrie Tätigen bzw. mit dem psychiatrischen Pflegepersonal. Um diese Lücke zu schließen, aber auch um einige grundsätzliche Annahmen zur Burnoutproblematik zu überprüfen, haben wir uns entschlossen, eine größer angelegte empirische Untersuchung zum Burnoutsyndrom beim psychiatrischen Pflegepersonal durchzuführen. Unter Anwendung bewährter Burnoutinstrumente erstreckte sich unsere Untersuchung nicht nur auf das Pflegepersonal unserer Klinik (PUK Bern), sondern parallel dazu auch auf Stichproben aus einem nichtmedizinischen Betrieb, aus einer medizinischen, aber nicht psychiatrischen Einrichtung und schließlich aus einem anderen psychiatrischen Krankenhaus. Zur Analyse des Burnoutsyndroms haben wir eine Reihe von Instrumenten eingesetzt, die es uns ermöglichten, nicht nur das Arbeitssetting, sondern auch persönliche Charakteristika der Probanden zu untersuchen und ihre relative Wichtigkeit abzuschätzen.

11.2 Zusammenfassung der Methodik

Es wurden insgesamt vier Stichproben in die Untersuchung einbezogen:

1) Das Pflegepersonal der PUK Bern (n = 162 = Teilnehmerquote von 55%),
2) das Pflegepersonal einer anderen kantonalen psychiatrischen Klinik
   (n = 31 = Teilnehmerquote von 28%),
3) das Pflegepersonal eines Bezirkskrankenhauses
   (n = 36 = Teilnehmerquote 55%).
4) Angestellte eines Berner Kaufhauses (n = 28 = Teilnehmerquote von 60%).

Bei allen Probanden wurden die bewährtesten Burnoutinstrumente MBI (Maslach Burnout Inventory; Maslach u. Jackson 1981) und TM (Tedium Measure, Pines et al. 1981) eingesetzt. Außerdem wurden bei allen Probanden mit Hilfe eines selbst konstruierten Fragebogens die basalen demographischen Daten erhoben; ferner wurde allen die parallel zu den Burnoutskalen auszufüllende Beschwerdeliste BL (von Zerssen 1973) vorgelegt. Mit Hilfe dieser Beschwerdeliste sollte die Frage der

Spezifität des Burnoutsyndroms bzw. der das Burnoutsyndrom erfassenden Instrumente überprüft werden.

Beim psychiatrischen Pflegepersonal beider Kliniken wurde außerdem der Stationsbeurteilungsbogen SBB (Engel et al. 1983) sowie der CAMI-Fragebogen (Community Attitude toward the Mentally Ill; Taylor u. Dear 1981) eingesetzt. Mit Hilfe dieser Fragebogen haben die Probanden ihre jeweiligen Stationen beurteilt und ihre Einstellungen zur Psychiatrie und zu psychisch Kranken offenbart.

Nur bei einem Teil der Probanden aus der PUK Bern, nämlich bei denen, die im TM entweder hohe oder niedrige Werte erreichten (n = 62 = Teilnehmerquote von 65%), wurden weitere Instrumente angewendet: Instrumente zur Charakterisierung des Arbeitsplatzes (Fragebogen zur Subjektiven Arbeitsanalyse SAA; Alioth u. Udris 1980), zur quantitativen Streßmessung am Arbeitsplatz (Skala für Soziale Stressoren am Arbeitsplatz SSSA; Frese u. Zapf 1987), zur Messung überdauernder Persönlichkeitscharakteristika (Münchener Persönlichkeitstest MPT; von Zerssen et al. 1988) sowie zur Registrierung wichtiger Lebensereignisse im letzten halben Jahr vor der Untersuchung (Lebensereignisliste LE; Paykel et al. 1976). In einem Interview mit den Probanden dieser Gruppe wurde weiter die ihnen zur Verfügung stehende soziale Unterstützung erfaßt (Arizona Social Support Interview Schedule ASSIS; Barrera 1981); außerdem wurden sie in einem offenen Interview nochmals nach positiven und negativen Arbeitsaspekten befragt.

Die Untersuchungen wurden schließlich durch semistrukturierte Interviews ergänzt, in denen die in den Jahren 1984 bis 1989 aus der PUK ausgetretenen Pflegepersonen (n = 101 = Teilnehmerquote von 54%) nach den Gründen für ihren Weggang aus der Klinik gefragt wurden.

11.3 Zusammenfassung der Resultate

Unsere Untersuchung bestätigte, daß im MBI und insbesondere auch im TM Instrumente vorliegen, die den als Burnoutsyndrom bezeichneten Symptomenkomplex gut erfassen können. Es handelt sich diesbezüglich um ein eigenständiges Syndrom, das nicht mit einem allgemeinen Unwohlsein gleichgesetzt werden kann, wie der Vergleich mit der parallel eingesetzten Beschwerdenliste BL belegt. Der Vergleich des Pflegepersonals mit den Angestellten des Kaufhauses rechtfertigt es, das Burnoutsyndrom tatsächlich als für die helfenden Berufe spezifisch anzusehen. Für den Ausprägungsgrad des Burnout scheint es hingegen keine oder nur eine marginale Rolle zu spielen, ob es sich um das Pflegepersonal eines psychiatrischen oder eines allgemeinmedizinischen Krankenhauses handelt. Nicht die Fachrichtung als solche dürfte für das Ausmaß von Burnout in einer Institution, in einem klinischen Bereich oder auf einer Abteilung verantwortlich sein, als vielmehr bestimmte Charakteristika dieser Arbeitsfelder selbst. Im Vergleich zweier psychiatrischer Einrichtungen zeigten sich in den Burnoutratings, aber auch in der Arbeitsatmosphäre Unterschiede, durch die sich die beiden Institutionen trennen ließen.

Der umfangreichste Teil der Untersuchungen wurde an den Mitarbeitern aus dem Pflegebereich der PUK durchgeführt, wobei die Ergebnisse vor allem für das diplomierte Pflegepersonal relevant sind. Im großen und ganzen entsprechen die durchschnittlichen absoluten TM- und MBI-Burnoutwerte denjenigen, die in der Literatur bei in der Psychiatrie tätigen Probanden festgestellt wurden, allerdings mit der deutlichen Ausnahme der subjektiven Leistungszufriedenheit des MBI, die bei den von uns erfaßten Probanden relativ niedrig war. Die univariate Datenauswertung der gesamten PUK-Stichprobe bestätigte den vor Burnout schützenden Einfluß des höheren

Alters, der Ehe und der Kinder. Es zeigte sich, daß vor allem diplomiertes, auch Schichtarbeit verrichtendes, teilzeitangestelltes Pflegepersonal der größeren Abteilungen höhere Burnoutwerte aufweist. Darüber hinaus wurde offensichtlich, daß im Hinblick auf Burnout gewisse Abteilungscharakteristika eine wichtige Rolle spielen, namentlich die Faktoren "Ärger und Aggression", "Ordnung und Organisation", "Unterstützung" und schließlich "Anteilnahme". Ein Vergleich der einzelnen großen PUK-Bereiche (Akutbereich, Gerontopsychiatrie und Rehabilitation) machte deutlich, daß die erwähnten Stationscharakteristika von Bereich zu Bereich erheblich variieren; so wurde auf den gerontopsychiatrischen Stationen wesentlich weniger Ärger und Aggression angegeben, Ordnung und Organisation hingegen viel höher eingestuft. Parallel dazu konnten zwischen den Bereichen entsprechende Unterschiede in den Burnoutwerten festgestellt werden; der Bereich Gerontopsychiatrie wies diesbezüglich die niedrigsten durchschnittlichen Werte auf. Die Regressionsanalyse bestätigte dann die im Hinblick auf Burnoutwerte hohe prädiktive Kraft der Variablen "Ärger und Aggression", "Ordnung und Organisation", "Beschäftigungsgrad" und "Alter".

Bei denjenigen Probanden der PUK, die besonders tiefe bzw. besonders hohe Burnoutwerte aufwiesen, wurde mit Hilfe weiterer Untersuchungsinstrumente das Phänomen Burnout genauer erforscht. Die univariate Auswertung der mit zusätzlich eingesetzten Skalen gewonnenen Daten zeigte die wichtige Rolle der arbeitsbezogenen Faktoren "Transparenz" und "Arbeitsbelastung" und demonstrierte überzeugend, daß es zwischen den Probanden mit hohen und tiefen Werten viele bedeutsame Unterschiede in deren Persönlichkeitscharakteristika gibt. Ferner bestätigte die univariate Auswertung die relative Unabhängigkeit des Burnoutsyndroms von den wichtigen, im letzten halben Jahr aufgetretenen Lebensereignissen und belegte, daß die Probanden mit hohen Werten zwar genausoviel soziale Unterstützung erhielten, mit dieser Unterstützung jedoch unzufrieden waren und deren mehr wünschten. Die abschließende Diskriminanzanalyse lieferte ein Set von sechs Variablen, die zwischen den Probanden mit tiefen und hohen Burnoutwerten am besten differenzieren können. Diese Faktoren erklären zusammen 61% der Varianz und beziehen sich zum einen Teil auf die Arbeitssituation (die Faktoren "Ärger und Aggression", "Transparenz" und "Arbeitsbelastung"), zum anderen Teil auf die persönlichen Charakteristika der Probanden (die Faktoren "neurotische Tendenzen", "Rigidität" und "Normorientiertheit"). Sowohl mit gegenwärtigen als auch ehemaligen Mitarbeitern der PUK durchgeführte Interviews rundeten die Befunde ab. Sie bestätigten den Wert der Teamkohäsion und Teamzusammenarbeit sowie die Wichtigkeit von Klarheit und gegenseitiger Unterstützung auf allen Ebenen.

Soweit wir feststellen konnten, war die von uns erfaßte Stichprobe für das diplomierte Pflegepersonal der ganzen Klinik repräsentativ; wir glauben, daß die gewonnenen Resultate nicht nur für die Arbeit des Pflegepersonals und übriger Mitarbeiter unserer Klinik, sondern auch für andere psychiatrische Einrichtungen von Bedeutung sind. Die gemäß unserer Studie die Entwicklung des Burnoutsyndroms in erster Linie begünstigenden Arbeitsvariablen "Ärger und Aggression", "zu geringe Transparenz" und "zu große Arbeitsbelastung" könnten auch in den übrigen medizinischen und eventuell sogar nichtmedizinischen Einrichtungen von pathogenetischer Bedeutung sein. Ob die von uns identifizierten Persönlichkeitscharakteristika nur in der Psychiatrie eine besondere, Burnout fördernde Rolle spielen oder wesentlich auch an Burnoutentwicklungen bei außerhalb der Psychiatrie Tätigen mitwirken, können wir nicht mit Sicherheit beurteilen.

11.4 Schlußfolgerungen

Welche Schlußfolgerungen lassen sich nun aus unseren Befunden ableiten?
Der Faktor "Ärger und Aggression" reflektiert Streitigkeiten, aggressive Gefühle und konflikthafte Auseinandersetzungen innerhalb des Teams und zwischen Teammitgliedern und Patienten. Schwierige, manipulative und aggressive Patienten werden auch in Zukunft den psychiatrischen Institutionen nicht erspart bleiben. Solchen Patienten kann vor allem dann erfolgreich begegnet werden, wenn es im Team selbst keine Unklarheiten, Konflikte und Streitigkeiten gibt. Dazu sind eine klare, einheitliche Pflegeauffassung, klare Kompetenzaufteilungen im Pflegeteam sowie interdisziplinär ausgerichtete und realistische, das heißt erfüllbare Zielsetzungen vonnöten. Um dies zu erreichen, braucht es Initiative und Eigenverantwortung jedes Einzelnen und gegenseitige, im Team, aber auch von außen angebotene Unterstützung, am besten in Form regelmäßiger Supervision. Die Pflege der Abteilungsatmosphäre, das heißt eines günstigen therapeutischen Milieus, ist die Sache jedes einzelnen Teammitgliedes und jeder Abteilung für sich.
Um hingegen eine optimale Organisation und Transparenz zu erreichen, werden von den Vorgesetzten bis hinauf zur Klinikleitung vielfältige Anstrengungen gefordert. Aufgaben und Zielsetzungen, Arbeitsteilungen, Zuständigkeiten und Verantwortlichkeiten müssen klar definiert, immer wieder überprüft und wenn nötig angepaßt werden, und zwar sowohl auf der Klinik- als auch auf der Ebene der einzelnen Abteilungen. Ein klares Gesamtkonzept ermöglicht die Erarbeitung realistischer Behandlungsziele und Organisationsabsprachen auf einzelnen Abteilungen. Mit dem Abteilungskonzept, das für jedes Teammitglied verbindlich ist, muß sich jeder, vor allem auch jeder neue Mitarbeiter, identifizieren können. Diese Identifikation wird durch aktive Mitarbeit an der Erarbeitung des Konzeptes erleichtert. Ein adäquater Informationsfluß gewährleistet eine gute Transparenz, wobei es vor allem die Qualität der Information ist, die zählt: Sie soll gezielt, klar und gegenseitig sein. Man muß ebenso gewillt sein, sich die Information zu holen wie sie anderen zu geben. Schließlich läßt sich die Arbeitsbelastung durch Errichtung kleinerer Abteilungen mit kleineren Teams verringern, weil dadurch eine bessere Übersicht, ein ungestörterer Informationsfluß und eine reibungslosere Zusammenarbeit möglich werden. Darüber hinaus läßt sich auf kleineren Abteilungen auch die Anhäufung von schwierigen Patienten vermeiden, was sich wiederum auf die Abteilungsatmosphäre günstig auswirkt.
Unsere Untersuchung erwies außerdem, daß nicht nur die Arbeitsfaktoren, sondern auch die Persönlichkeit jedes einzelnen Mitarbeiters für die Entstehung eines Burnoutsyndroms von Bedeutung sind. Von daher gesehen, erscheint es ratsam, daß jeder einzelne sich der Gefahr des Burnoutsyndroms bewußt wird und um seine eigene Gesundheit und sein eigenes Wohlbefinden nicht weniger besorgt ist als um dasjenige der Patienten. Jeder sollte seine eigenen Leistungsgrenzen erkennen und lernen, die Berufsarbeit vom Privatleben zu trennen und sie nicht als Ersatz für private Bedürfnisse zu betrachten. Die eigenen Erwartungen sollten immer wieder daraufhin überprüft werden, wie realitätsgerecht sie sind. Offenheit im Team und im Umgang mit den Mitarbeitern sowie die Bereitschaft, sich von anderen Unterstützung zu holen und den anderen Unterstützung zu geben, dürften sich genauso burnoutpräventiv auswirken wie die Berücksichtigung der besprochenen Problematik und deren permanente Reflexion.

Summary

The present systematic study on burnout, conceptualized as a "psychological strain resulting from stress of human service work" (Shinn et al. 1984), was conducted in order to learn more about the occurrence of burnout in psychiatric nursing personnel and about the factors which could play an aetiological role in its development.

Four samples were included into our study, conducted in 1989: (1) the nursing personnel of the Psychiatric University Hospital in Berne (PUK; n = 162, 55% participation rate), (2) the nursing personnel of a cantonal psychiatric hospital (PK; n = 31, 28% participation rate), (3) the nursing personnel of a regional general hospital (RGH; n = 36, 55% participation rate), and (4) employees of a department store (n = 28, 60% participation rate).

All probands were assessed with the help of the burnout scales Maslach Burnout Inventory (MBI; Maslach and Jackson 1981) and Tedium Measure (TM; Pines et al. 1981), and with the List of Complaints (BL; von Zerssen 1973). All of the probands filled in a self-constructed demographic questionnaire. The nursing personnel of both psychiatric hospitals were also assessed with the Community Attitude toward the Mentally Ill (CAMI; Taylor and Dear 1981) and the Ward Atmosphere Scale (SBB; Engel et al. 1983; Moos 1974). Further scales were used only in those two thirds of all nurses and orderlies of the PUK who presented either high (upper third) or low (lower third) values on the burnout scale TM (n = 62, 65% participation rate). These probands filled in the questionnaire Subjective Analysis of Work Conditions (SAA; Martin et al. 1980), the Scale of Social Stressors at Work (SSSA; Frese and Zapf 1987), and they also agreed to fill in the Munich Personality Test (MPT; von Zerssen et al. 1988) and to report the life-events they had experienced during the preceding 6 months (Paykel et al. 1976). The social support they received outside work was assessed using the Arizona Social Support Interview Schedule (ASSIS; Barrera 1981). In an open interview they were asked about the most positive and negative aspects of their work. The study was completed with a semistructured interview which was applied to all those registered nurses and orderlies who had left the PUK during the previous 5 year period (n = 101, 55% participation rate).

First, the nursing personnel of PUK Berne and RGH were compared with the employees of the department store. Nursing personnel scored higher on TM and partially on MBI, whereas there were no differences regarding BL scores. Thus, those working in helping professions seem to be more burnout endangered or to suffer from a higher degree of burnout. Comparisons of the burnout scales TM and MBI with the List of Complaints (BL) confirmed that the syndrome identified by the burnout scales cannot be equated with general unspecific psychic and somatic complaints. Also, BL proved to be less sensitive in various comparisons, and it correlated less with the different variables studied than the burnout scales. All these results confirm the existence of burnout as a special syndrome.

Next, the psychiatric nursing personnel of PUK was compared with the nursing personnel of RGH. Both groups scored equally high on burnout scales TM and MBI, with the exception of the personal accomplishment subscale of MBI: Those working in general nursing were more satisfied with their work accomplishment (which indicates a lower degree of burnout); however, they presented more complaints on BL, their work probably being physically more demanding. These results again underline burnout as an independent syndrome.

The nursing personnel of two different psychiatric institutions were also compared. PUK was modernized at the beginning of the 1980s whereas PK has always been led in a traditional style. The PUK had more staff, but there was a higher patients' turnover at the PUK. No differences were found with regard to TM and BL scores. However, the nursing personnel of PK presented lower scores on the emotional exhaustion and depersonalization subscales of MBI, indicating a lower degree of burnout. Their attitudes toward the mentally ill seemed to be more benevolent, and they ascribed their units a higher degree of order and organization and a lower degree of anger and aggression. Thus, a benevolent, nonrestrictive attitude toward patients must not necessarily lead to disorder in the unit. A higher degree of order and organization may well be compatible with a friendly, nonaggressive ward atmosphere. As only 28% of the personnel of PK participated, these results must be viewed with caution. Nevertheless, they were largely confirmed in further studies.

Regarding the relationships between burnout scores and demographic and professional variables, the majority of significant findings are with TM, which thus proved to be a more sensitive scale. Those who were older, married, less qualified, kept a full-time job, and worked in small units, achieved lower burnout scores. There was hardly any correspondence between different attitudes toward mentally ill and burnout. In contrast, there were some important relationships between burnout and aspects of ward atmosphere: a negative relationship between participation, mutual support, and order and organization and burnout, and a positive relationship between anger and aggression in the unit and burnout. The importance of the three latter factors became evident again in the mutual comparison of acute, gerontopsychiatric, and rehabilitation units at the PUK. The nursing personnel working in gerontopsychiatry presented the lowest, those working in acute admission wards the highest burnout values on TM and MBI. No differences were found regarding BL. Correspondingly, the probands working in gerontopsychiatric units had the highest scores regarding order and organization and the lowest scores regarding anger and aggression in their units.

Further analyses were performed with those probands of PUK who presented either low or high burnout TM values. Probands with low TM values scored higher on the subscale transparency and lower on the subscale work load of the scale Subjective Analysis of Work Conditions (SAA). The subscale transparency is probably related to the factor order and organization of SBB, and working load indicates the importance of the quantitative aspects of the work situation. No differences were found in the Scale of Social Stressors at Work (SSSA), which aims at scoring of social climate and relational conflicts at work. In contrast, significant differences were found in the majority of Munich Personality Test (MPT) subscales. Probands with higher burnout scores presented more neurotic tendencies and less frustration tolerance, less rigidity but more esoteric and isolation tendencies. These results demonstrate clearly that burnout is not only an organizational problem but that some personality characteristics do contribute to its occurrence. As the Arizona Social Support Interview Schedule (ASSIS) shows, the probands with higher burnout scores received the same amount of social support, however, they were less satisfied with the support they got and asked for more support. We cannot say whether this is due to their personal characteristics or a beginning burnout. In any case, support coming from outside the work situation seems to be of a limited value with regard to the prevention of burnout; this in contrast to the support received in the working team as stated by the probands in the interviews. Probands with high burnout TM values had experienced slightly more life-events in the 6 months period preceding our study. Life-events, however, seem to have a closer relationship with general complaints (BL) than with burnout itself.

The findings were completed by data from the open interviews. Good cooperation in the team and the support of the patients were the most frequently indicated positive aspects of the work; conflicts in the team, too low salaries, and insufficient carrier possibilities the most frequently indicated negative aspects.

With the help of the multiple regression analysis we investigated which factors of a multiple model best explain the TM scores as a measure of burnout. The four most important factors explaining overall almost 40% of the variance were the ward atmosphere factors anger and aggression and order and organization, along with the variables age and degree of occupation. Those who were younger and worked in part-time jobs had higher burnout scores.

Whereas in the regression analysis all probands of PUK were considered, in the stepwise discriminant analysis only those probands with high and low burnout TM values were included. These probands were given additional scales, providing additional information. In this analysis those factors were looked for which best differentiate between the probands with low and high TM burnout scores. Six variables appeared in the model which altogether explain 61% (!) of the variance between both "extreme" groups: again, anger and aggression, the factor of the Ward Atmosphere Scale (SBB), followed by three factors from the MPT: neurotic tendencies, rigidity, and norm orientation. The probands with low TM burnout values scored high with regard to the norm orientation and rigidity and low with regard to the neurotic tendencies. The factors transparency and work load, which, however, are of a much lower explanatory power, come from the scale Subjective Analysis of Work Conditions. Hence, this set encompasses personality variables as well as variables concerning the working milieu. An individual's disposition will facilitate occurrence of burnout when confronted with negative characteristics of working milieu; the other way round, negative working conditions will lead to burnout in those whose personality endowment predisposes them for such a form of stress reaction.

Of those 81 probands who had left the PUK and were interviewed, 33 (41%) were still working in the field; 48 (59%) had changed their profession. The most frequent reason for leaving the PUK, reported by almost a half of them, was unfulfilled professional expectations, followed by different problems of the team work. The interviews revealed that many of those who had left the PUK and especially those who had changed professions did so in a condition closely corresponding to or identical with the condition of burnout.

Summing up, our results confirm the existence of burnout as an independent syndrome which cannot be equated with general feelings of uneasiness or somatic complaints and which seems to be specific for human helping professions. Both personality factors and characteristics of the working milieu play a role with respect to its origins. Both must be taken into consideration regarding preventive measures.

Literatur

Alexander CJ (1980) Counteracting burnout. AORN J 32:597-604

Allen C, Mendel WM (1982) Chronic illness and staff burnout: revised expectation for change in the supportive-care model. Int J Partial Hospital 1:191-201

Anstötz C (1987) Wie "ausgebrannt" sind Geistigbehindertenpädagogen wirklich? Eine empirische Studie zum Thema Burnout. Behindertenpädagogik 26:49-58 und 286-289

Bailey JT, Steffen SM, Grout JW (1981) The stress audit: identifying the stressors of ICU nursing. J Nursing Educ 19:15-25

Barrera M jr (1981) Social support in the adjustment of pregnant adolescents. Assessment issues. In: Gottlieb BH (ed) Social networks and social support. Sage, Beverly Hills, pp 69-96

Baumann U (1972) Eine Kontrolluntersuchung zur Beschwerdenliste. Arch Psychiat Nervenkrankh 216:153-161

Beehr TA, Newman JE (1978) Job stress, employee health, and organizational effectiveness: a fact analysis, model, and literature review. Personnel Psychol 31:665-699

Brill PL (1984) The need for an operational definition of burnout. Family and Community Health 6:12-24

Burgess AW (1980) Stress and burnout. Carrier Foundation Letter No 64

Burisch M (1989) Das Burnout-Syndrom. Theorie der inneren Erschöpfung. Springer, Berlin Heidelberg New York

Büssing A (1985) Gemeinde- und traditionelle Krankenhauspsychiatrie. In: Kleiber D, Keupp H, Scholten B (Hrsg) Im Schatten der Wende. Deutsche Gesellschaft für Verhaltenstherapie, Tübingen, S 33-45

Büssing A, Perrar K-M (1988) Burnout - ein neues Phänomen der psychosozialen Arbeitswelt? In: Schönpflug W (Hrsg) Bericht über den 36. Kongress der Deutschen Gesellschaft für Psychologie, Band 2. Hogrefe, Göttingen, S 165-176

Cacciacarne M, Resnick PJ, McArthur C, Althof SE (1986) Burnout in forensic psychiatric staff. Med Law 5:303-308

Cherniss C (1980) Staff burnout. Job stress in the human services. Sages, Beverly Hills London

Cherniss C, Egnatios E (1978a) Is there job satisfaction in community mental health? Community Ment Health J 14:309-318

Cherniss C, Egnatios E (1978b) Participation in decision-making by staff in community mental health programs. Am J Community Psychol 6:171-190

Cherniss C, Krantz DL (1983) The ideological community as an antidote to burnout in the human services. In: Farber BA (ed) Stress and burnout in the human service professions. Pergamon, New York, pp 198-212

CIPS Collegium Internationale Psychiatriae Scalarum (1977) Internationale Skalen für Psychiatrie. CIPS, Berlin

Clark GH jr, Vaccaro JV (1987) Burnout among CMHC psychiatrists and the struggle to survive. Hospital Community Psychiat 38:843-847

Constable JF, Russel DW (1986) The effect of social support and the work environment upon burnout among nurses. J Human Stress 12:20-26

Cronin-Stubbs D, Rooks CA (1985) The stress, social support, and burnout of critical care nurses: The results of research. Heart Lung 14:31-39

Dolan N (1987) The relationship between burnout and job satisfaction in nurses. J Adv Nursing 12:3-12

Edelwich J, Brodsky A (1984) Ausgebrannt. Das Burnout-Syndrom in den Sozialberufen. AVM Verlag der Arbeitsgemeinschaft für Verhaltensmodifikation, Salzburg

Edwards JR, Copper CL (1988) Research in stress, coping, and health: theoretical and methodological issues. Psychol Med 18:15-20

Eichhorn H, Eichhorn G, Reisner K (1987) Der Stationsbeurteilungsbogen - eine weitere Möglichkeit zur Objektivierung therapeutisch bedeutsamer Milieubedingungen. Psychiat Neurol Med Psychol 39:492-496

Engel RR, Knab B, Doblhoff-Thun v C (1983) Stationsbeurteilungsbogen. SBB, Manual. Beltz, Weinheim

Enzmann D, Kleiber D (1989) Helfer-Leiden. Stress und Burnout in psychosozialen Berufen. Asanger, Heidelberg

Farber BA (1983) Introduction: a critical perspective on burnout. In: Farber BA (ed) Stress and burnout in the human service professions. Pergamon, New York, pp 1-20

Farber BA, Heifetz LJ (1982) The process and dimensions of burnout in psychotherapists. Prof Psychol 13:293-301

Firth H, McKeown P, McIntee J, Britton P (1987) Burnout, personality and support in long-stay nursing. Nursing Times 83:55-57

Frese M, Zapf D (1987) Eine Skala zur Erfassung von sozialen Stressoren am Arbeitsplatz. Z Arbeitswiss 41:134-141

Freudenberger HJ (1974) Staff Burnout. J Soc Issues 30:159-165

Freudenberger HJ (1975) The staff burn-out syndrome in alternative institutions. Psychother Theor Res Practice 12:73-82

Freudenberger HJ (1983) Burnout: contemporary issues, trends, and concerns. In: Farber BA (ed) Stress and burnout in the human service professions. Pergamon, New York, pp 23-28

Glowinkowski SP, Cooper CL (1985) Current issues in organizational stress research. Bull Br Psychol Soc 38:212-216

Golembiewsky RT, Munzenrider RF, Stevenson JH (1986) Stress in organizations. Toward a phase model of burnout. Preager, New York

Gray DE (1984) Job satisfaction among Australian nurses. Human Relations 37:1063-1077

Gray-Toft B, Anderson JG (1981) Stress among hospital nursing staff: its causes and effects. Social Sci Med 154:639-647

Hackman D, Oldham G (1975) Development of the job diagnostic survey. J Appl Psychol 60:159-170

Hahn M (1985) Zum Ausbrennen (Burn-out-Syndrom) im Zusammenleben mit schwerbehinderten Menschen. Vierteljahresschr Heilpäd Nachbargebiete 54:142-159

Handy JA (1988) Theoretical and methodological problems within occupational stress and burnout research. Human Relations 41:351-369

Hare J, Pratt CC, Andrews D (1988) Predictors of burnout in professional and paraprofessional nurses working in hospitals and nursing homes. Int J Nursing Stud 25:105115

Harrison WD (1983) A social competence model of burnout. In: Farber BA (ed) Stress and burnout in the human service professions. Pergamon, New York, pp 29-39

Hautzinger M (1979) Depression und gelernte Hilflosigkeit beim Menschen. Z Klin Psychol Psychother 27:356-365

Heifetz LJ, Bersani HA jr (1983) Disrupting the cybernetics of personal growth: toward a unified theory of burnout in the human services. In: Farber BA (ed) Stress and burnout in the human service professions. Pergamon, New York, pp 46-62

Hirsch RD (1983) Arbeitsbelastung und deren Bewältigung. Leudemann, München

Hirsch RD (1984) Pflegebelastungen und Bewältigung. Altenpflege 8:456-460

Jackson SE, Maslach C (1982) After-effects of job-related stress: families as victims. J Occupat Behav 3:63-77

Jackson SE, Schwab RL, Schuler RS (1986) Toward an understanding of the burnout phenomenon. J Appl Psychol 71:630-640

Jaffe DT (1986) The inner strains of healing work: therapy and selfrenewal for health professionals. In: Scott CD, Hawk J (eds) Heal thyself. The health of health care professionals. Brunner/Mazel, New York, pp 194-205

Jayaratne S, Chess WA (1984) The effects of emotional support on perceived job stress and strain. J Appl Behav Sci 20:141-153

Jenkins CD (1979) Psychosocial modifiers of response to stress. J Human Stress 5:3-15

Kahn R (1978) Job burnout. Prevention and remedies. Public Welfare 36:61-63

Kahn RL, Wolfe DM, Quinn RP, Snoek JD, Rosenthal RA (1964) Organizational stress: Studies in role conflict and ambiguity. John Wiley & Sons, New York London Sydney

Karger HJ (1981) Burnout as alienation. Social Sci Rev 55: 270-283

King M, Stanley G, Burrows G (1987) Stress - theory and practice. Grune & Stratton, Syndey Orlando London

Kobasa SC (1979) Stressful life events, personality, and health: an inquiry into hardiness. J Personality Social Psychol 37:1-11

Künzel R, Schulte D (1986) "Burn-out" und Praxisschock klinischer Psychologen. Z Klin Psychol 15:303-320

Lamb HR (1979) Staff burnout in work with long-term patients. Hospital Community Psychiat 30:396-398

Landeweerd JA, Boumans NPG (1988) Nurses' work satisfaction and feelings of health and stress in three psychiatric departments. Int J Nursing Stud 25:225-234

Lazarus RS, Launier R (1978) Stress-related transactions between person and environment. In: Pervin LA, Lewis M (eds) Perspectives in interactional psychology. Plenum, New York London, pp 287-327

Leatt P, Schneck R (1980) Differences in stress perceived by headnurses across nursing specialities in hospitals. J Adv Nursing 5:31-46

Leatt P, Schneck R (1985) Sources and management of organizational stress in nursing sub-units in Canada. Organiz Stud 6:55-79

Leibenluft E, Summergrad P, Tasman A (1989) The academic dilemma of the inpatient unit director. Am J Psychiat 146:73-76

Leighton SL, Roye AK (1984) Prevention and self-care for professional burnout. Fam Community Health 6:44-56

Leiter MP (1988) Burnout as a function of communication patterns. A study of a multidisciplinary mental health team. Group Organiz Stud 13:111-128

Leiter MP, Meechan KA (1986) Role structure and burnout in the field of human services. J Appl Behav Sci 22:47-52

Macinick CG, Macinick JW (1990) Strategies for burnout prevention in the mental health setting. Int Nursing Rev 37: 247-249

Maher EL (1983) Burnout and commitment: a theoretical alternative. Personnel Guid J 61:390-393

Martin E, Ackermann U, Udris I, Oegerli K (1980) Monotonie in der Industrie. Huber, Bern Stuttgart Wien

Maslach C (1978) The client role in staff burn-out. J Social Issues 34:111-124

Maslach C, Jackson SE (1981) The measurement of experienced burnout. J Occupat Behav 2:99-113

Maslach C, Jackson SE (1982) Burnout in health professions: a social psychological analysis. In: Sanders SG, Suls J (eds) Social psychology of health and illness. Lawrence Erlbaum, Hillsdale London, pp 227-251

Maslach C, Jackson SE (1984) Burnout in organizational settings. Appl Social Psychol Ann 5:133-153

Maslach C, Jackson SE (1985) The role of sex and family variables in burnout. Sex Roles 12:837-851

Maslach C, Jackson SE (1986) Manual Maslach Burnout Inventory, 2nd edn. Consulting Psychologists Press, Palo Alto

Masuko E, Yamagishi M, Kishi R, Miyake H (1989) Burnout syndrome of human services professionals - doctors, nurses, caregivers, teachers and clerks. Maslach Burnout Inventory: factor structures for samples of human service professionals, and its relation with Zung's Self-rating depression scale (SDS). Sangyo-Igaku 31: 203-215

McCranie EW, Brandsma JM (1988) Personality antecedents of burnout among middle-aged physicians. Behav Med 14:30-36

McDermott D (1984) Professional burnout and its relation to job characteristics, satisfaction, and control. J Human Stress 10:79-85
Meier ST (1984) The construct validity of burnout. J Occupat Psychol 57:211-219
Milne D, Burdett C, Beckett J (1986) Assessing and reducing the stress and strain of psychiatric nursing. Nursing Times 82:59-62
Modestin J, Lerch M (1989) Wandel in der Zusammensetzung der psychiatrischen Klinikpopulation. Schweiz Ärzteztg 70:1113-1115
Mohl PC, Denny NR, Mote TA, Coldwater C (1982) Hospital unit stressors that affect nurses: Primary task vs social factors. Psychosomatics 23:366-373
Moos RH (1974) Ward Atmosphere Scale: Manual. Consulting Psychologists Press, Palo Alto
Nagy S (1985) Burnout and selected variables as components of occupational stress. Psychol Rep 56:195-200
Numerof RE, Abrams MN (1984) Source of stress among nurses: an empirical investigation. J Human Stress 10:88-100
Olkinuora M, Asp S, Juntunen J, Kauttu K, Strid L, Aärimaa M (1990) Stress symptoms, burnout and suicidal thoughts in Finnish physicians. Social Psychiat Psychiat Epidemiol 25:81-86
Orman MC (1989) Physician stress: is it inevitable? Missouri Med 86:21-25
Owen S (1989) Strategies for stress. Nursing Times 85:38-39
Paykel ES, McGuiness B, Gomez J (1976) An Anglo-American comparison of the scaling of life events. Br J Med Psychol 49:237-247
Paykel ES (1983) Recent life events and depression. In: Angst J (ed) The origins of depression: current concepts and approaches. Springer, Berlin Heidelberg New York Tokyo, pp 91-106
Pearlin LI, Schooler C (1978) The structure of coping. J Health Social Behav 19:2-21
Pelletier M-C (1986) Burnout en milieu psychiatrique. Nursing Québec 6:36-37
Penn M, Romano JL, Foat D (1988) The relationship between job satisfaction and burnout: a study of human service professionals. Admin Mental Health 15:157-163
Perlman B, Hartman EA (1982) Burnout: summary and future research. Human Relations 35:283-305
Pfingstmann G, Baumann U (1987): Untersuchungsverfahren zum sozialen Netzwerk und zur sozialen Unterstützung: ein Überblick. Z Differentielle Diag Psychol 8:75-98
Pinchoff DM, Mirza M (1982) The changing role of the state hospital director: restructuring the top management team. Admin Mental Health 10:92-103
Pines A (1983) On burnout and the buffering effects of social support. In: Farber BA (ed) Stress and burnout in the human service professions. Pergamon, New York, pp 155-174
Pines A, Aronson E, Kafry D (1981) Burnout - from tedium to personal growth. Free Press, New York; [dtsch Aronson E, Pines AM, Kafry D (1983) Ausgebrannt. Vom Überdruss zur Selbstentfaltung. Klett Cotta, Stuttgart]
Pines AM, Kanner AD (1982) Nurses' burnout: lack of positive conditions and presence of negative conditions as two independent sources of stress. J Psychosocial Nursing Mental Health Serv 20:30-35
Pines A, Maslach C (1978) Characteristics of staff burnout in mental health settings. Hosp Community Psychiat 29:233-237
Price DM, Murphy PA (1984) Staff burnout in the perspective of grief theory. Death Educ 8:47-58
Purdy RR, Lemkau JP, Rafferty JP, Rudisill JR (1987) Resident physicians in family practice: who's burned out and who knows? Family Med 19:203-208
Rafferty JP, Lemkau JP, Purdy RR, Rudisill JR (1986) Validity of the Maslach Burnout Inventory for family practice physicians. J Clin Psychol 42:488-492
Rapson MF (1982) Strategies for coping with role stress. Nurse Practitioner 8:75-80
Richardson M, West P (1982) Motivational management: coping with burnout. Hospital Community Psychiat 33:837-840
Roeske NCA (1986) Risk factors: predictable hazards of a health care career. In: Scott CS, Hawk J (eds) Heal thyself. The health of health care professionals. Brunner/Mazel, New York, pp 56-70

Sarata BPV, Jeppesen JC (1977) Job design and staff satisfaction in human service settings. Am J Community Psychol 5:229-236

SAS Institute Inc (1985) SAS procedures for personal computers, 6th edn. SAS, Cary NC

Schmidbauer W (1982) Ausgebrannt? Helfer-Syndrom und Burnout in den sozialen Berufen. Unsere Jugend 34:165-169

Seligman MEP (1975) Helplessness: on depression, development and death. Freeman, San Francisco

Selye H (1953) Einführung in die Lehre vom Adaptationssyndrom. Thieme, Stuttgart

Shinn M, Rosario M, Mørch H, Chestnut DE (1984) Coping with job stress and burnout in the human services. J Personality Social Psychol 46:864-876

Shubin S (1978) Burnout: The professional hazard you face in nursing. Nursing 8:22-27

Snibbe JR, Radcliffe T, Weisberger C, Richards M, Kelly J (1989) Burnout among primary care physicians and mental health professionals in a managed health care setting. Psychol Rep 65: 775-780

Stevens GB, O'Neill P (1983) Expectation and burnout in the developmental disabilities field. Am J Community Psychol 11:615-627

Stout JK, Williams JM (1983) Comparison of two measures of burnout. Psychol Rep 53:283-289

Taylor SM, Dear MJ (1981) Scaling community attitudes toward the mentally ill. Schizophr Bull 7:225-240

Vandermouten MJ, Dubreucq JL (1990) L'épuisement professionnel en milieu psychiatrique. Soins Psychiat 113:25-27

Warren JJ (1982) Developing a stress-management program. Dimensions Crit Care Nursing 1:307-312

West DJ jr, Horan JJ, Games PA (1984) Component analysis of occupational stress inoculation applied to registered nurses in an acute care hospital setting. J Couns Psychol 31:209-218

Widmer M (1986) Stress, Stressbewältigung und Arbeitszufriedenheit beim Krankenpflegepersonal. Schweiz Inst Gesundh Krankenhauswesen SKI, Aarau

Yasko JM (1983) Variables which predict burnout experienced by oncology clinical nurse specialists. Cancer Nursing 6:109-116

Zerssen v D (1973) Selbstbeurteilungs-Skalen zur Abschätzung des "subjektiven Befundes" in psychopathologischen Querschnitt- und Längsschnitt-Untersuchungen. Arch Psychiat Nervenkrankh 217:299-314

Zerssen v D, Pfister H, Koeller DM (1988) The Munich Personality Test (MPT) - a short questionnaire for self-rating and relatives' rating of personality traits: formal properties and clinical potential. Eur Arch Psychiat Neurol Sci 238:73-93

Springer-Verlag und Umwelt

Als internationaler wissenschaftlicher Verlag sind wir uns unserer besonderen Verpflichtung der Umwelt gegenüber bewußt und beziehen umweltorientierte Grundsätze in Unternehmensentscheidungen mit ein.

Von unseren Geschäftspartnern (Druckereien, Papierfabriken, Verpackungsherstellern usw.) verlangen wir, daß sie sowohl beim Herstellungsprozeß selbst als auch beim Einsatz der zur Verwendung kommenden Materialien ökologische Gesichtspunkte berücksichtigen.

Das für dieses Buch verwendete Papier ist aus chlorfrei bzw. chlorarm hergestelltem Zellstoff gefertigt und im pH-Wert neutral.

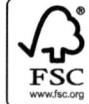

MIX
Papier aus verantwortungsvollen Quellen
Paper from responsible sources
FSC® C105338

If you have any concerns about our products,
you can contact us on
ProductSafety@springernature.com

In case Publisher is established outside the EU,
the EU authorized representative is:
**Springer Nature Customer Service Center GmbH
Europaplatz 3, 69115 Heidelberg, Germany**

Printed by Libri Plureos GmbH
in Hamburg, Germany